ROBERT KOCH

Barbara Rusch

ROBERT KOCH

Vom Landarzt zum Pionier der modernen Medizin

NATIONAL GEOGRAPHIC

Robert Koch – 1843 bis 1910

Robert Koch – Ein Wegbereiter der modernen Medizin

Als im Jahr 2020 die COVID-19-Pandemie den Globus überrollte, waren viele Menschen vollkommen überrascht, dass ein Virus die ganze Welt aus den Fugen geraten lassen kann. Zumindest in den Industrienationen lag für die meisten die katastrophale Gewalt einer tödlichen Epidemie weit außerhalb des Vorstellungsvermögens und Erfahrungshorizonts. Doch im Gegensatz zu der Zeit vor 150 Jahren, als Robert Koch mit seinen Forschungen begann, weiß die Wissenschaft heute, wie sie ansetzen muss, um einer Pandemie und ihrem Erreger zu begegnen.

COVID-19 breitet sich rasend schnell aus, beeindruckend ist aber auch die Geschwindigkeit, in der Mittel zur Prävention gegen die neuartige Infektionskrankheit entwickelt wurden – im Rückblick sieht man, dass sich die Ereignisse tatsächlich überschlugen: Ende Dezember 2019 erhielt das Länderbüro China der Weltgesundheitsorganisation (WHO) Information über Fälle einer unbekannten Lungenerkrankung in der Millionenmetropole Wuhan in der Provinz Hubei. Als Verursacher identifizierte man im Januar 2020 ein neuartiges Coronavirus (SARS-CoV-2), nach dem die Krankheit benannt wird: COVID-19. »Corona« entwickelte sich zur Epidemie, die die WHO bereits im März 2020 zur globalen Pandemie erklärte. Stand Januar 2021 haben sich trotz umfassender Maßnahmen wie Lockdowns, das Tragen von Mund-Nasen-Schutz und Hygienekonzepten weltweit mehr als 96 Millionen Menschen infiziert. Mehr als 2 Millionen an COVID-19 Erkrankte sind verstorben. Doch ebenfalls Stand Januar 2021 sind bereits mehrere Impfstoffe entwickelt, die in den nächsten Monaten, so ist zu hoffen, die Epidemie eindämmen werden.

Dass wir COVID-19 ebenso wie der Tuberkulose, Cholera, Afrikanischen Schlafkrankheit, Ruhr, Pest, Poliomyelitis (Kinderlähmung), Diphterie, dem Milzbrand, oder auch den Pocken oder den Masern zumindest auf rein medizinischer Ebene nicht mehr so hilflos wie einst gegenüberstehen, ist den Forschungen im riesigen Reich der Kleinstlebewesen zu verdanken – Forschungen, die Robert Koch in ihren Anfängen entscheidend mitgestaltete. Er läutete in der zweiten Hälfte des 19. Jahrhunderts mit seinen Arbeiten eine neue Ära in der Medizin ein, als er hieb- und stichfest bewies, dass für den Ausbruch und die Verbreitung verschiedener Infektionskrankheiten jeweils spezielle Erreger verantwortlich sind. Es war eine jener bahnbrechenden Entdeckungen, die in der medizinischen Forschung und Praxis einen regelrechten Quantensprung nach sich ziehen. Im 19. Jahrhundert waren dies beispielsweise die Vertiefung des anatomischen Wissens und die Einführung der Narkose in der Chirurgie, die Entdeckung der Zellen und der Veränderungen, die Krankheiten in ihnen auslösen, das wachsende Verständnis um die Bedeutung der Hygiene – und damit untrennbar verbunden der Vorstoß in das Universum der Mikroorganismen.

Als Wissenschaftler und Begründer der Bakteriologie ebnete Robert Koch mit den Ergebnissen seiner Forschungen und den von ihm entwickelten naturwissenschaftlichen Standardmethoden den Weg für die moderne Medizin, die nunmehr effektive vorbeugende und therapeutische Methoden gegen gefährliche und potenziell tödliche Infektionskrankheiten entwickeln konnte. Er arbeitete an großen medizinischen Problemen seiner Zeit – allen voran der Tuberkulose –, und als ausgebildeter Arzt versuchte er, die Ergebnisse seiner Arbeit in praktischen medizinischen Nutzen umzusetzen, sei es bei der Entwicklung effektiver Desinfektionsmethoden oder weitreichender Hygienemaßnahmen.

Dank der wissenschaftlichen Leistungen Robert Kochs und zahlloser anderer Forschender können wir heute in Hinblick auf viele Infektionskrankheiten so sorglos leben, wie es im 19. Jahrhundert, als Koch seine Karriere begann, kaum vorstellbar war: Sie spielen heute nicht mehr die tödliche Rolle wie in jenen Zeiten. Dies gilt zumindest für wohlhabende Gebiete mit entsprechender Infrastruktur, die ihren Bevölkerungen hohe hygienische Standards, Zugang zu sauberem Wasser und eine hervorragende medizinische Versorgung bereitstellt – und im Durchschnitt länger leben lässt als die Menschen vor 150 Jahren.

Im ärmeren Rest der Welt fordern jedoch noch immer Lungenentzündungen, Durchfallerkrankungen wie Cholera, Typhus und Ruhr, AIDS, Tuberkulose und Malaria viel zu viele, vermeidbare Todesopfer. Und es bleibt abzuwarten, ob nicht auch bei COVID-19 die Menschen in wirtschaftlich schwachen Ländern letztendlich auf der medizinischen Verliererseite stehen: Damit die Impfstoffe gegen SARS-CoV-2 auch die ärmeren Nationen erreichen, haben die WHO, einige andere Organisationen sowie Pharmaunternehmen zwar die Impfstoffplattform COVAX gegründet, der mittlerweile rund 190 Länder beigetreten sind. Allerdings haben sich die reichsten Nationen bereits ihre Impfdosen direkt bei den Herstellern in mehr als ausreichender Menge reserviert. Es ist zu befürchten, dass die Länder mit den kleinsten Budgets erst einmal das Nachsehen haben, bis so viel Vakzine produziert wurden, dass auch sie versorgt werden.

Herausforderungen wie COVID-19 lassen sich nur gemeinsam bewältigen. Auch Robert Koch, der vom einfachen Landarzt und Amateurforscher zum Nobelpreisträger aufstieg, lernte von den Arbeiten anderer, arbeitete einen großen Teil seines Lebens im Team und war international vernetzt. Mit einem ganzen Mitarbeiterstab begründete er zudem eine Institution, die spätestens seit 2020 direkt ins Bewusstsein der Öffentlichkeit gerückt ist: das Robert Koch-Institut.

Das Robert Koch-Institut

Ab 1891 leitete Robert Koch als erster Direktor das Königlich Preußische Institut für Infektionskrankheiten, eines der ersten biomedizinischen Forschungsinstitute weltweit. Die wissenschaftlich-experimentellen Abteilungen befanden sich in der Schumannstraße, die klinische Abteilung auf dem Gelände der Charité. Heute steht dort das Max-Planck-Institut für Infektionsbiologie. Das Institut erledigte Aufgaben für Städte und Reichsbehörden und beantwortete auch internationale Anfragen, etwa für die Erstellung von Gutachten.

1897 bis 1900 wurde am Nordufer 20 im Wedding ein neues Gebäude errichtet, in dem das Robert Koch-Institut noch heute seinen zentralen Sitz hat. Zum Institut gehörten damals Ställe für die Versuchstiere. Gleichzeitig entstand gegenüber das städtische Rudolf-Virchow-Krankenhaus. Der Leiter der dortigen Infektionsabteilung war zugleich Mitarbeiter des Koch'schen Instituts. So wurde das Prinzip der sich ergänzenden wissenschaftlichen und klinischen Abteilungen beibehalten. 1912 wurde das Institut zum 30. Jahrestag der Entdeckung des Tuberkulose-Erregers in Königlich Preußisches Institut Robert Koch umbenannt. Das »Königlich« tilgte man nach dem Ersten Weltkrieg aus dem Namen.

»Man muß nicht wissen, wer den Tuberkelbazillus entdeckt hat.«

Robert Koch

Mehr als 30 Jahre lang war Robert Koch wissenschaftlich tätig. Mit seiner Arbeit läutete er eine neue Ära in der medizinischen Forschung ein.

Unter den Nationalsozialisten war das Institut von 1933 bis 1945 als staatliche Forschungseinrichtung eng in die NS-Gewaltpolitik eingebunden – und stellte sich willig in den Dienst des Regimes. Bereits 1933 wurden sämtliche jüdischen Mitarbeitenden entlassen, vakante Stellen danach vor allem mit überzeugten Nationalsozialisten besetzt. Wissenschaftler des Instituts regten grausame, oft tödliche Menschenexperimente in Heilanstalten und Konzentrationslagern an und führten sie teils auch selbst durch. Nach Ende des Zweiten Weltkriegs wurden nur wenige für diese Verbrechen verurteilt.

Nach Kriegsende wurde das Robert Koch-Institut 1945 dem Magistrat von Groß-Berlin zugeordnet und übernahm Aufgaben der Seuchenbekämpfung. Ab 1952 gehörte es zum Bundesgesundheitsamt, das 1994 aufgelöst wurde. Seitdem ist das Institut eine wissenschaftliche Obere Bundesbehörde im Bereich des Bundesministeriums für Gesundheit. Seine Aufgaben bestehen vor allem darin, Infektionskrankheiten zu erkennen, zu verhüten und zu bekämpfen. Zudem ist es für die Beobachtung und Analyse der Gesundheitssituation in Deutschland zuständig und die zentrale Institution auf dem Gebiet der Krankheitsüberwachung und -prävention sowie das Leitinstitut für den Öffentlichen Gesundheitsdienst.

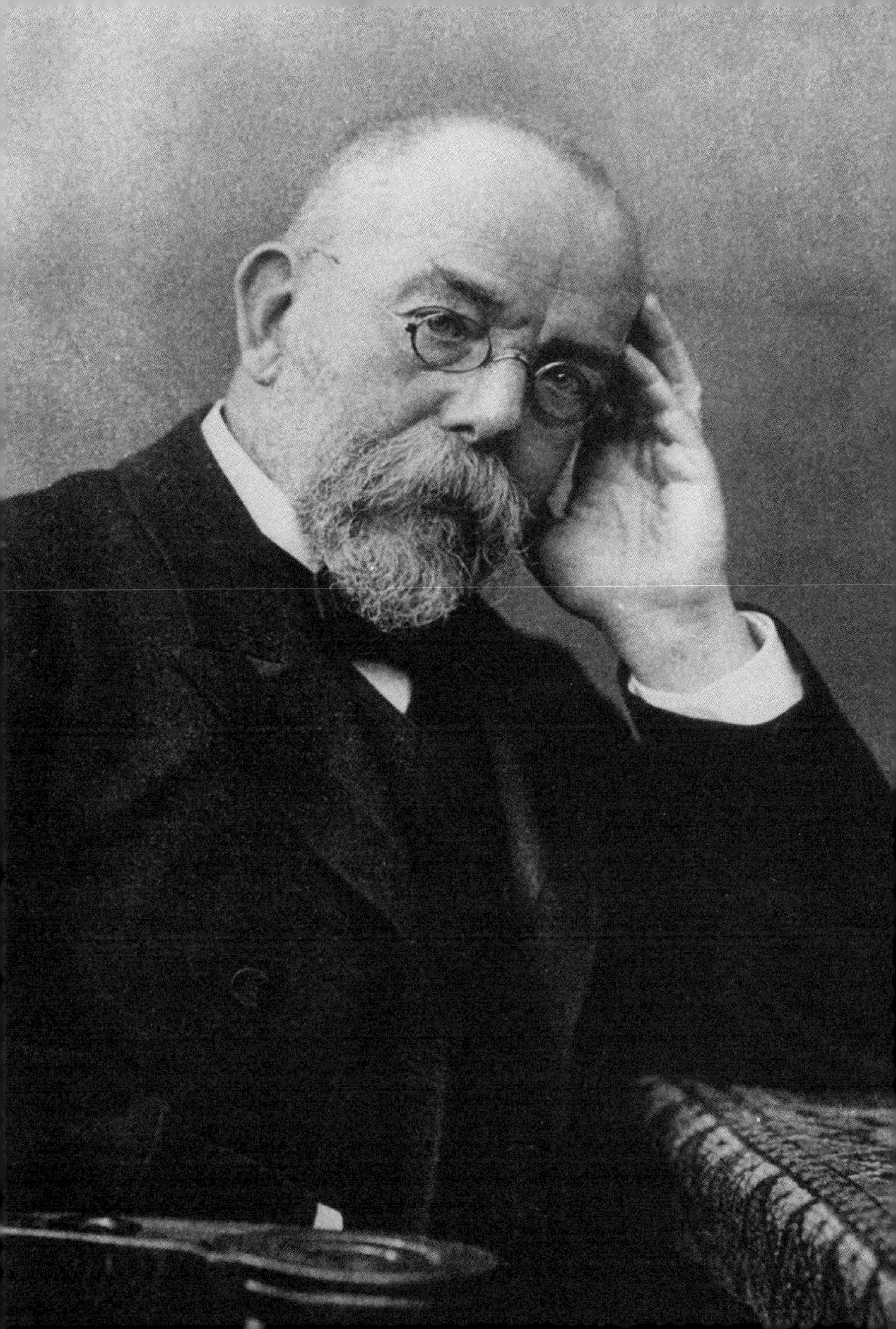

Aufstieg durch den Bergbau
FAMILIENGESCHICHTE

Robert Koch besaß wichtige Eigenschaften für eine Karriere in den Naturwissenschaften: eine ausgezeichnete Beobachtungsgabe und ein gutes Verständnis für die Vorgänge in der Natur, die Fähigkeit, quer und in neuen Bahnen zu denken, technisches Interesse und Geschick sowie Geduld und Präzision. Außerdem war er konfliktfähig und konnte sich durchsetzen.

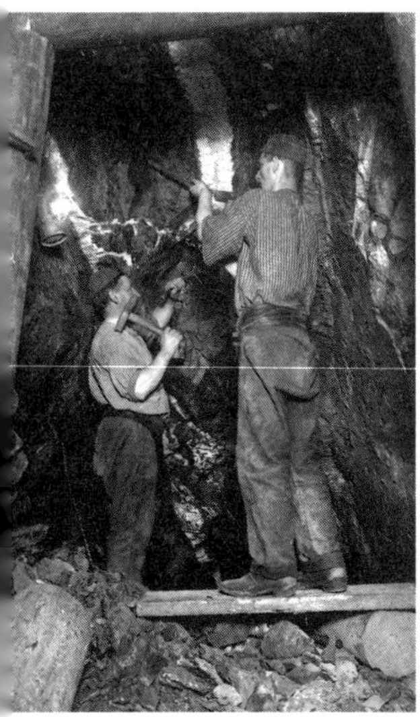

Anstrengend und nicht ungefährlich war die Knochenarbeit in den Harzer Bergwerken. Wie Jahrhunderte zuvor schuften auch noch um 1900 Bergleute mit Schlägel und Eisen.

So gesehen waren für ihn die Grundvoraussetzungen für seinen späteren Weg gegeben. Doch auch im 19. Jahrhundert hing der Erfolg von Wissenschaftlern in der Forschung vom günstigen Zusammenspiel verschiedener Faktoren ab. Von den politischen und gesellschaftlichen Rahmenbedingungen, die Forschung überhaupt erst ermöglichten und förderten – oder aber das Forschen grundsätzlich oder zumindest in bestimmten Feldern erschwerten. Von der Ausbildung und der Unterstützung, die man erhielt, und mehr noch als heute von der Herkunft und dem finanziellen Hintergrund. Und nicht zuletzt brauchte es für eine außergewöhnliche Karriere auch damals das Glück, als »Person der Stunde« zur rechten Zeit am rechten Ort zu sein.

Robert Koch stammte aus einer Familie, deren Alltag und Geschichte eng mit dem Bergbau im Harz verbunden war. Um dort zu arbeiten und eine erfolgreiche Laufbahn einzuschlagen, musste man naturwissenschaftliche Kenntnisse und einen Sinn für Technik mitbringen; auf seine Weise lebte er diese Familientradition als Mediziner in einem anderen Fachgebiet aus. Das von Industrie und Technik geprägte Umfeld im Harz bot eine gute Basis für einen angehenden Naturwissenschaftler, und seine Familie bildete ein förderliches Umfeld, auch wenn dies auf den ersten Blick nicht so erscheinen mag. Adolf, Wilhelm, Robert, Hugo, Arnold, Albert, Ernst – in nur neun Jahren, zwischen 1840 und 1849, bekamen Hermann und Mathilde Koch ihre ersten sieben Kinder. Für Ernst, den siebten Sohn in Reihenfolge, übernahm 1849 König Ernst August I. von Hannover die Patenschaft. Doch trotz des königlichen Paten war es dann aber gerade Ernst, der als Einziger der Geschwister eine ziemlich unbürgerliche Karriere einschlug. Er lebte lange Jahre in Mexiko vom Verkauf einer selbst erfundenen »Patentmedizin«. Damals waren solche »Medizinen« nicht unüblich – aber es ist schon bemerkenswert, wenn sich ein Bruder eines später weltberühmten Arztes genau auf diese Branche verlegt. Zu dieser ungewöhnlichen Jungenreihe kamen zwischen 1852 und 1856 noch die erste Tochter, Helene, sowie Eduard, Hein-

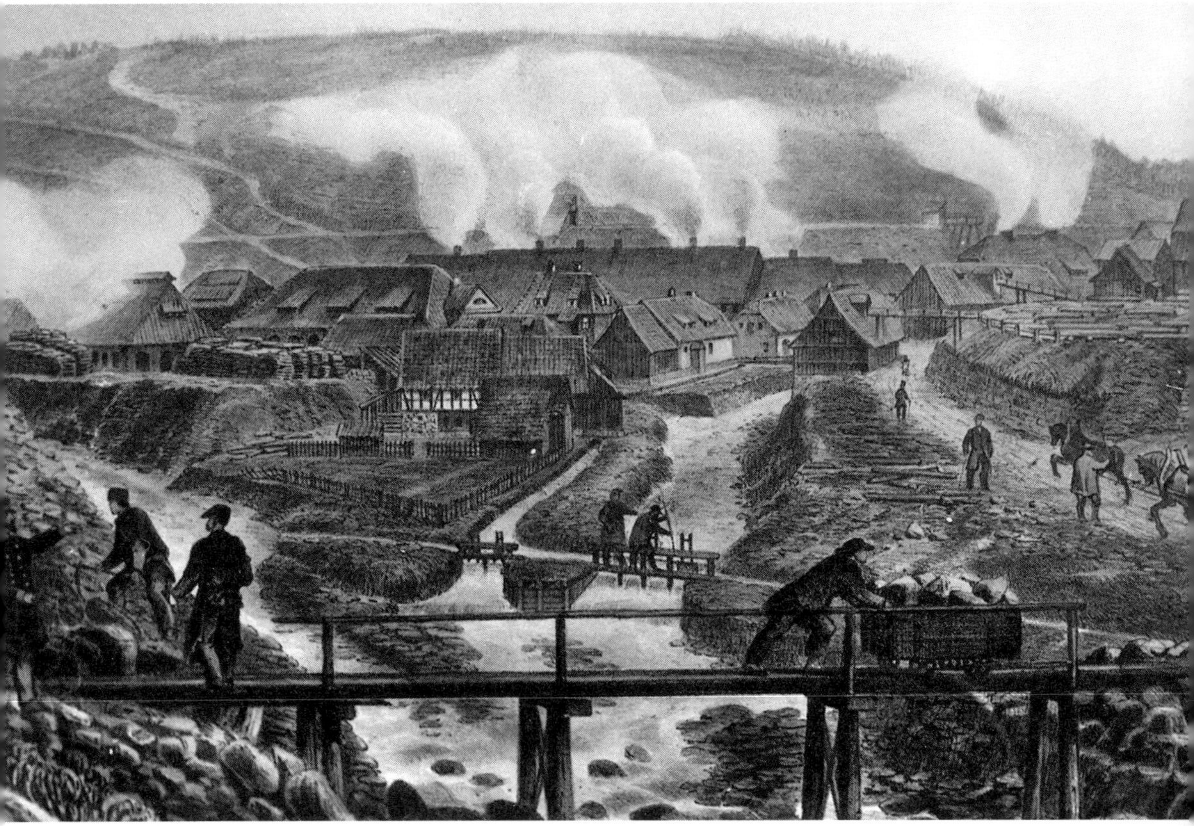

rich und die zweite Tochter, Marie, hinzu. Zwei in den Jahren 1850 und 1851 geborene Kinder verstarben schon kurz nach der Geburt.

Eine Großfamilie mit elf Kindern war Mitte des 19. Jahrhunderts ebenso wenig außergewöhnlich wie der frühe Kindstod. Die Säuglingssterblichkeit stieg im Verlauf des 19. Jahrhunderts in den deutschsprachigen Regionen an, bis sie erst um die Jahrhundertwende abnahm. Für die hohen Todesraten waren viele Ursachen verantwortlich. Unwissenheit über Hygiene und richtige Säuglingsernährung trug dazu ebenso bei wie Vernachlässigung oder gar bewusste Tötung – aus purer Not oder, bei unehelichen Müttern, auch aus Angst vor Strafe und Schande. »Kinder himmeln« nannte man die Praxis, Neugeborene bewusst sterben zu lassen. Waren sie getauft, fuhren sie dem Glauben zufolge sofort als Engel in den Himmel auf. Eine große Rolle spielten also die elenden Lebensbedingungen weiter Bevölkerungsschichten, die in den Agrarkrisen und wirtschaftlichen Umbrüchen des beginnenden Industriezeitalters im 19. Jahrhundert vollkommen verarmt waren. Und nicht zuletzt war die Medizin bei vielen Erkrankungen mehr oder minder machtlos: In der Ära vor Koch kannte man in der Regel nicht die wahren Ursachen von Infektionen, und auch wirksame Arzneien standen meist noch nicht zur Verfügung.

Die im 16. Jahrhundert gegründete Clausthaler Bleihütte zählte zu den bedeutendsten Hütten des Oberharzes. Der Stich zeigt die Anlage um die Mitte des 19. Jahrhunderts.

Als Stadt des Bergbaus präsentiert sich Clausthal auf Robert Kochs Ehrenbürgerurkunde von 1890. Das obere der abgebildeten Wohnhäuser ist das Haus am Kronenplatz, in dem er seine Jugend verbrachte, das untere sein Geburtshaus.

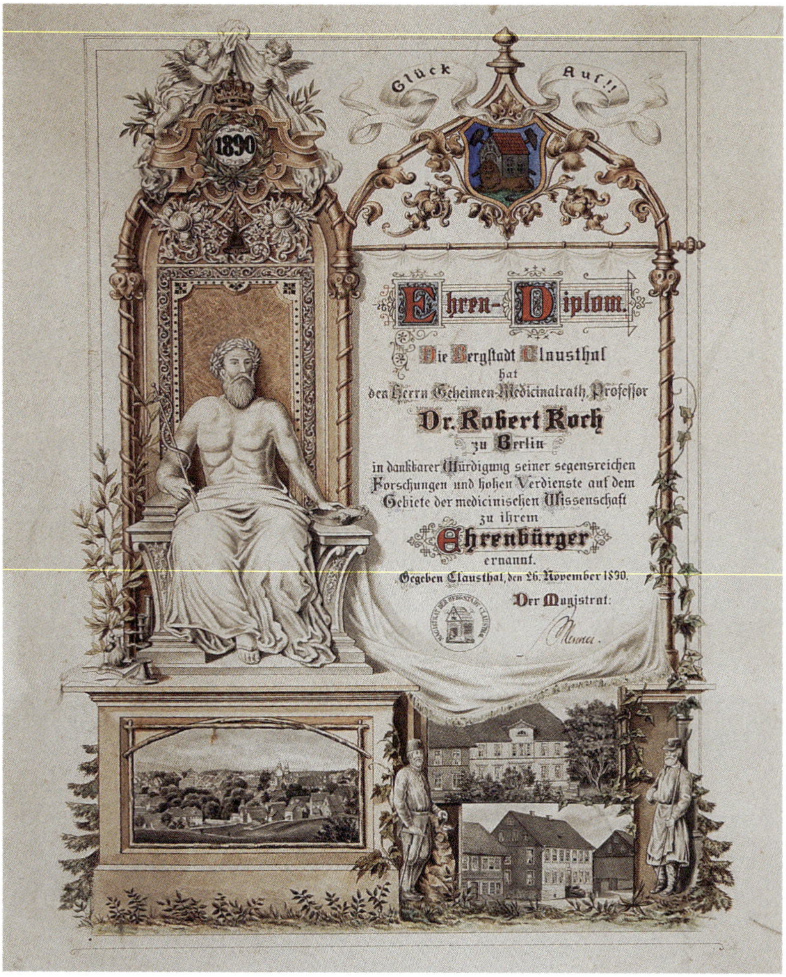
Glück Auf!!
1890
Ehren-Diplom.
Die Bergstadt Clausthal
hat
den Herrn Geheimen-Medicinalrath Professor
Dr. Robert Koch
zu Berlin
in dankbarer Würdigung seiner segensreichen
Forschungen und hohen Verdienste auf dem
Gebiete der medicinischen Wissenschaft
zu ihrem
Ehrenbürger
ernannt.
Gegeben Clausthal, den 26. November 1890.
Der Magistrat:

Die Kochs waren mit ihrem Kinderreichtum im 19. Jahrhundert nicht nur eine weitaus durchschnittlichere Familie als sie es heute wären, sie waren zudem eine typische alteingesessene Harzer Familie. Ihre Geschichte ist eng mit dem Bergbau verbunden, der in der Wirtschaft der Region seit Jahrhunderten eine entscheidende Rolle spielte. Blei, Silber, Kupfer und Eisenerz waren die Schätze, die in den Minen des Oberharzes gewonnen wurden. Als Robert Kochs Urgroßvater, Johann Koch, im späten 18. Jahrhundert in Clausthal zum Schichtmeister im Bergwerk befördert wurde, gehörte das Oberharzer Bergrevier mit seinen zahllosen Gruben und Hütten zu den größten Industrieregionen Europas. Ein Forschungsreisender, der sich damals von dieser rauen Region faszinieren und literarisch inspirieren ließ, war Johann Wolfgang von Goethe. Im »Faust« sind einige seiner Erlebnisse und Erfahrungen verarbeitet.

In der strengen Hierarchie des Harzer Montanwesens der damaligen Zeit hatte Johann Koch mit seiner Position den Rang eines, wenn auch nicht sehr hohen, Beamten oder »Offizianten« erreicht. In späteren Lebensjahren wurde er sogar zum Senator ernannt. Johann Koch war mit Henriette Juliane Hereld verheiratet, der Tochter des Stadtschreibers und Magistratsmitglieds von Clausthal, das mit rund 10 000 Einwohnern in jener Zeit keine kleine Stadt war und sowohl wirtschaftlich als auch industriell Bedeutung besaß. Auch Robert Kochs Großvater väterlicherseits, Conrad, machte im Bergbau Karriere und hielt als Vize-Oberbergmeister einen hohen Verwaltungsposten inne. Seine Frau war die Clausthaler Kaufmannstochter Augusta Meine. Die Familie war wirtschaftlich gut gestellt und besaß ein schönes Haus am Clausthaler Kronenplatz. Als der Harz Anfang des 19. Jahrhunderts an das von Napoleon neu gegründete Königreich Westphalen fiel, geriet sie jedoch in finanzielle Schwierigkeiten und musste das Haus verkaufen.

> **»Wenn ein Arzt hinter dem Sarg seines Patienten geht, so folgt manchmal tatsächlich die Ursache der Wirkung.«**
>
> ROBERT KOCH

Der Bergbau spielte auch auf der mütterlichen Seite der Familie eine wichtige Rolle. Robert Kochs Großvater Andreas Biewend nahm lange Jahre hohe Posten ein, zuerst in der Verwaltung der Eisenhütte in Rothehütte und der Königshütte bei Lauterberg im Harz, und war Mitte des 19. Jahrhunderts der Administrator von Rothehütte. Seine Familie war schon seit Jahrhunderten in der Region ansässig. Seine Frau Louise stammte aus der alteingesessenen Harzer Familie Werlisch, zu der Ratsherren in Zellerfeld gehörten. Ihre Tochter Mathilde heiratete 1839 Hermann, den einzigen Sohn von Conrad und Auguste Koch.

Hermann Koch arbeitete nach dem Abitur am Clausthaler Gymnasium wie schon sein Vater und sein Großvater im Bergwerk, nebenbei besuchte er die Bergschule in Clausthal, auf der auch sein Schwiegervater Andreas Biewend ausgebildet worden war. Die renommierte Lehranstalt für die leitenden Beamten des Bergwerkswesens war die Vorläuferin der Bergakademie und späteren Technischen Universität Clausthal. Dort lernten Berg- und Hüttenleute die theoretischen Grundlagen ihres Faches und wurden in Mathematik, Naturwissenschaften und Technik ausgebildet. Sein Studium ergänzte Hermann mit einigen Semestern an der Universität Göttingen, finanziert von einem Onkel. Gut ausgebildet begann er 1835 als einfacher Bergmann im Harz, der nun zum Königreich Hannover gehörte, seine Laufbahn. 1838 nahm er eine einmalige Karriere-

> **»In der Wissenschaft entscheiden bekanntlich die Tatsachen, aber nicht schöne und wohlgesetzte Reden.«**
>
> ROBERT KOCH

chance an und führte für eine französische Grubengesellschaft im südlichen Frankreich als deutscher Leiter die Verfahren des Harzer Bergbaus ein. Die Arbeit war anspruchsvoll und interessant, gut bezahlt und bot eine wunderbare Gelegenheit, den eigenen Erfahrungs- und Wirkungskreis zu erweitern.

1839 heirateten Hermann Koch und Mathilde Biewend in Clausthal. Das junge Paar zog nach Frankreich, wo in Ceilhes ihr erster Sohn, Adolf, auf die Welt kam. Mathilde litt jedoch unter Heimweh, und die kleine Familie kehrte schon bald nach Clausthal zurück. Eine problematische Entscheidung: Dort war die wirtschaftliche Lage extrem schwierig geworden, weil der Harzer Bergbau immer schlechter auf dem Weltmarkt konkurrieren konnte. Hermann Koch musste wieder als Untersteiger in der Grube arbeiten, finanziell konnte sich die Familie jedoch mit den Ersparnissen aus Frankreich vergleichsweise gut über Wasser halten. Dank seiner Ausbildung und Auslandserfahrung wurde er 1843 zum Grubensteiger befördert. Im selben Jahr wurde Robert Koch am 11. Dezember – angesichts des Harzer Klimas sicherlich ein ungemütlicher Tag – in Clausthal im Haus eines Verwandten geboren, und es ist eine leise Ironie der Geschichte, dass gerade bei ihm, dem späteren »Papst der Genauigkeit«, die Hebamme mit dem Geburtsdatum schluderte. »12. Dezember« trug sie als Geburtsdatum ein, obwohl Robert noch vor Mitternacht auf die Welt kam. Schon als Kind bestand er jedoch immer mit Nachdruck darauf, dass er am 11. Dezember geboren sei.

Wie so viele andere drückten auch die Kochs in den 1840er-Jahren Zukunftssorgen, obwohl Hermann Koch in seinem Beruf erfolgreich war und dank seines umfassenden Fachwissens ab 1847 zudem an der Bergschule lehrte. Als hoher Beamter war er ein politisch informierter und interessierter Mensch – 1849 wurde er außerdem zum Stellvertreter des Deputierten in der Zweiten Kammer der Allgemeinen Ständevertretung in Hannover gewählt –, und wahrscheinlich brachte er der Situation in den Jahren um die gescheiterte Deutsche Revolution von 1848 eine gewisse Skepsis entgegen. Letztendlich hatten die politischen Ereignisse im Königreich Hannover nur einige wenige Veränderungen bewirkt, darunter die Abschaffung der Zensur und die Gleichstellung der Juden. Ganz sicher erfüllten ihn jedoch die wirtschaftlichen Probleme jener Jahre mit Sorgen über das wirtschaftliche Wohl seiner Familie. Denn in Clausthal konnten der Bergbau und das Hüttenwesen nicht mehr die ökonomische Sicherheit vergangener Jahrzehnte bieten, und immer mehr Menschen verloren ihre Arbeit.

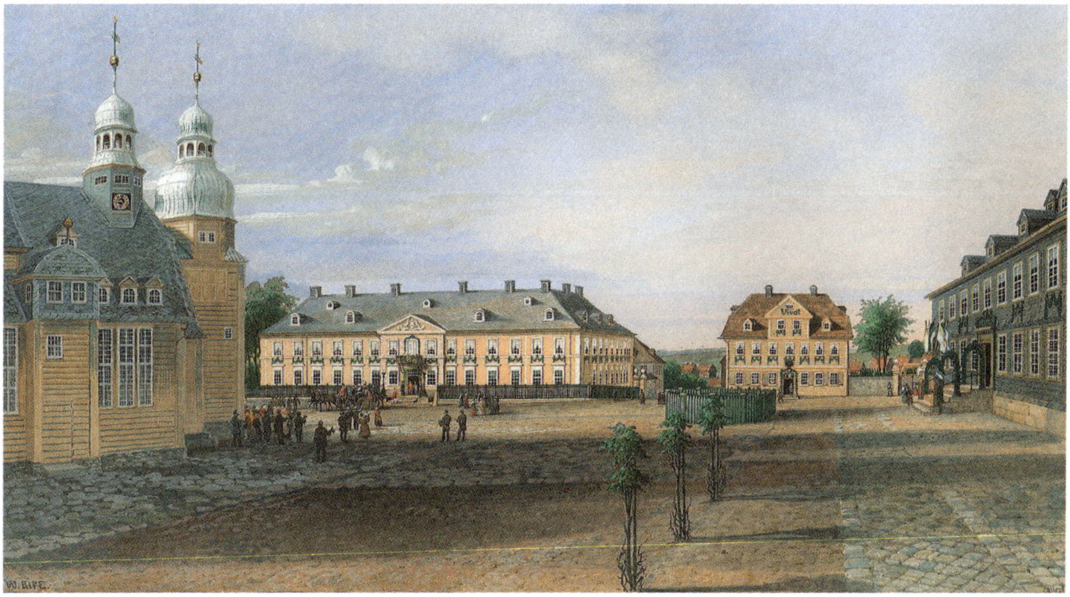

Der Clausthaler Marktplatz auf einem Aquarell von Wilhelm Ripe von 1856. Links die Holzkirche Zum Heiligen Geist, daneben Oberbergamt, Zehntgebäude und Hauptgebäude der Bergakademie und späteren Technischen Universität.

In dieser Krisenzeit wanderten im Harz wie überall in Europa ab Mitte des 19. Jahrhunderts immer mehr Menschen in der Hoffnung auf eine bessere Zukunft aus. Ihr Ziel war Amerika oder Australien, wohin etwa einige Familien aus dem Harzer Bergbauort Lautenthal geschlossen emigrierten. Die »Alte Welt« Europa war zu einer Auswanderungsregion geworden, und in manchen Gebieten setzte in den folgenden Jahrzehnten ein wahrer Exodus ein. Angesichts der unsicheren Lage war Emigration auch ein Thema bei den Kochs – ein Gedanke, der Mathilde Koch eher mit Schrecken erfüllte. Übersee war eine Option, eine andere war Frankreich, denn Hermann Koch hatte seine alten Verbindungen nicht aufgegeben. Dies kam auch seinen Gästen zugute, denn er hatte immer einen guten französischen Wein im Haus, den er sich von Freunden besorgen ließ. Mathilde Kochs Ängste waren jedoch erst einmal ausgestanden, als ihr Mann bald eine steile Karriere machte: 1851 übertrug man ihm die Aufsicht über den gesamten Bergbau des Oberharzes und 1853 wurde er zum Bergrat, später zum Geheimen Bergrat, befördert. »Adieu, Australien! Adieu, Hamburg! Clausthal soll nun unsere Heimath, auch unsere liebe Heimath bleiben«, schrieb Mathilde Koch erleichtert an ihre Schwägerin. Dank seiner neuen, gut bezahlten Position konnte sich Hermann Koch einen besonderen Wunsch erfüllen: Er kaufte sein Elternhaus am Kronenplatz zurück, in das die Familie 1854 einzog.

Auf dem Naturtrip
Kinderjahre und Schulzeit im Harz

Das Haus war geräumig, der dazugehörige Garten riesig. 19 Personen lebten darin: Die Kochs mit ihren elf Kindern, Robert »Roë« Biewend, der Neffe von Mathilde Koch, zwei unverheiratete Tanten, die bei der Haushaltsführung halfen, und drei Bedienstete. Im 19. Jahrhundert nicht ungewöhnlich, führte Mathilde Koch das Anwesen als landwirtschaftlichen Betrieb.

»Wie wird Robert mit seinen vielen Geschichten fahren, der muß immer neue und andere Bedürfnisse haben.«

Mathilde Koch

Und das war tatsächlich auch bitter nötig: Denn die Großfamilie war dank Hermann Kochs Stellung im Bergbau zwar gut situiert und zudem gesellschaftlich hoch angesehen, aber keinesfalls reich. An allen Ecken und Enden wurde gespart und hausgehalten. Bei den Kindern stieß die strenge Haushaltsführung nicht immer auf Gegenliebe. In einem Brief an seine Mutter, die sich für einige Zeit nicht zu Hause aufhielt, beschwerte sich der 13-jährige Robert über die Sparsamkeit seiner Tante: »Ich hoffe (und alle andern auch) daß Du bald widerkömst, denn Tante Doris streicht nicht dick genug auf und knört immer, daß Du schilst wenn Du wiederkömst, und es ist so viel aufgegessen.«

Der große Haushalt und die dazugehörige Landwirtschaft bedeuteten für die ganze Familie ein enormes Arbeitspensum. Zum Anwesen gehörten rund 20 Morgen Land, versorgt werden mussten Pferde, Kühe, Schweine und Geflügel, auf Wunsch von Mathilde Koch, die »immer größte Tierfreundin war, wurden noch zwei Hunde, Katzen, Meerschweinchen und Kaninchen gehalten«, schrieb Roberts Bruder Hugo Koch später in seinen Erinnerungen. Die Kinder hatten alle ihren Beitrag zu leisten. Robert, von seiner Mutter zum »Hühnermeister« ernannt, war für die Hühner verantwortlich. Im selben Brief, in dem er sich über den strikten Sparkurs seiner Tante beschwerte, erstattete er seiner Mutter pflichtbewusst Bericht über die Lage im Hühnerstall: »Du wolltest gern wissen, wie es meinen Küken geht, sie sind noch alle munter außer daß 4 Küken von den jüngsten weggekommen und 2 chinesische vorgestern ertrunken sind.«

Trotz aller finanzieller Einschränkungen wurde in der Familie Bildung als Mittel zum wirtschaftlichen und gesellschaftlichen Aufstieg großgeschrieben, und man legte deshalb Wert auf eine gute Ausbildung der Kinder. Sowohl die Kochs als auch die Biewends gehörten dem wachsenden Bürgertum an, das im Lauf des 19. Jahrhunderts in Verwaltung,

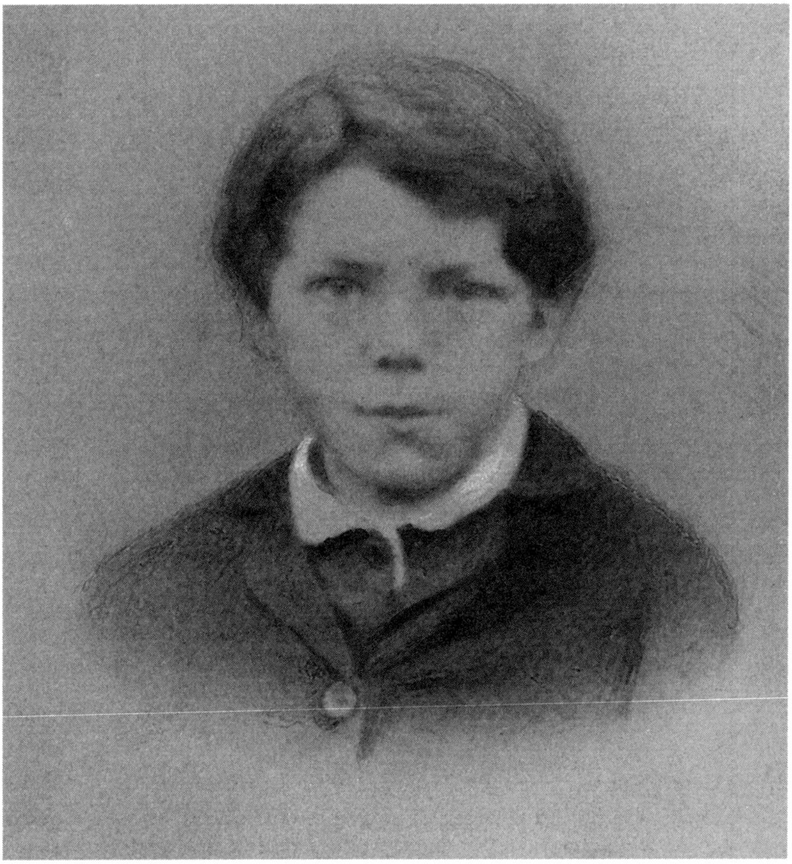

Robert Koch 1854 als Zehnjähriger auf einer Fotografie seines Onkels Eduard Biewend. Zu jener Zeit besuchte er mit wechselnder Begeisterung das Clausthaler Gymnasium.

Handel, Justiz und Industrie zunehmend an Bedeutung gewann und mit steigendem Selbstbewusstsein auch nach politischer Mitsprache drängte. Darüber hinaus brachte es die Familientradition im Bergbau mit sich, dass man den Naturwissenschaften und technischen Neuerungen gegenüber aufgeschlossen war. Ehrgeiz, Leistungsbereitschaft, Interesse für praktische Bildung, Technik, Naturwissenschaften und eine gewisse Naturverbundenheit – der Blick in die Familiengeschichte von Robert Koch zeigt, dass diese Faktoren, die später für seine Karriere von entscheidender Bedeutung sein würden, schon in seinem frühesten Umfeld eine wichtige Rolle spielten.

Roberts Vater machte sich über die Ausbildung seiner Kinder von Anfang an Gedanken. Bereits 1850, Robert war knapp sieben Jahre alt, stellte er einen »Erziehungsplan« für seine Söhne auf. Hermann Koch, ganz ein Mann der Bildung und der Praxis, wollte, dass jeder Sohn ein »Brotfach« und dazu ein Handwerk erlernen sollte. Der Älteste, Adolf, sollte Landwirtschaft studieren und Zimmermann werden. Für den zweiten Sohn, Wilhelm, sah der gläubige Protestant ein Studium der Theologie und eine Ausbildung zum Tischler vor. Da die finanziellen Mittel der

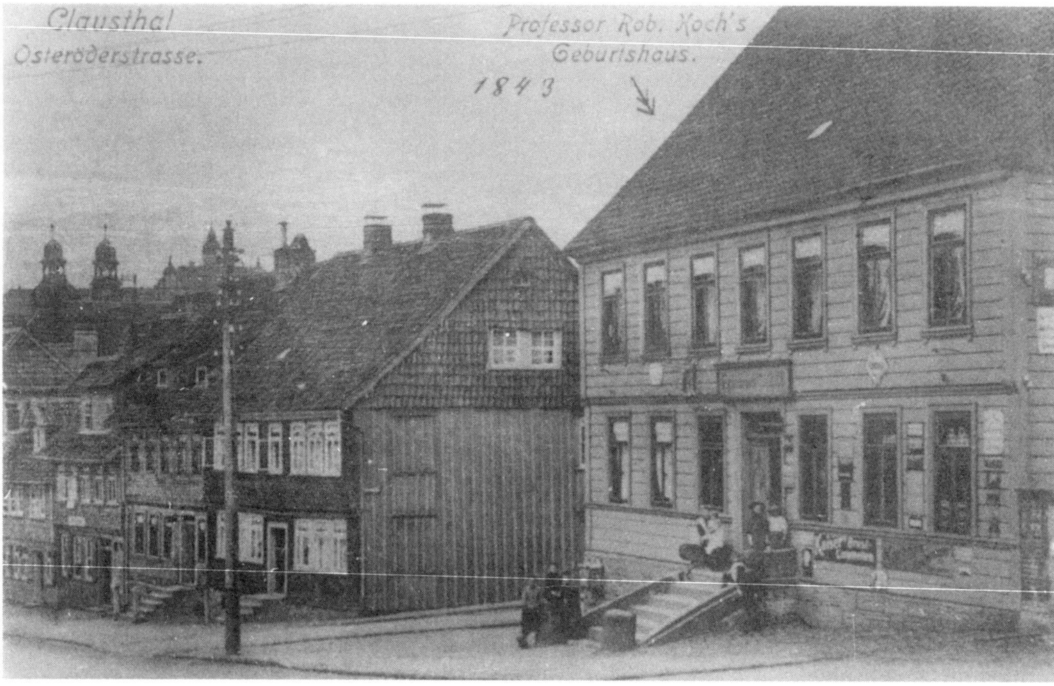

Robert Kochs Geburtshaus in Clausthals Osteröder Str. 13 gehörte zwei unverheirateten Schwestern, die mit den Kochs verwandt waren. Sie betrieben im Erdgeschoss eine Drogerie. Die schöne Sandsteintreppe ist bis heute geblieben.

Familie zu jener Zeit, vor dem Karrieresprung des Vaters, noch begrenzt waren, beinhaltete der Plan für die jüngeren Söhne kein Studium. So sollte Robert zwei Jahre nach seiner Konfirmation die Schule verlassen, eine kaufmännische Ausbildung absolvieren und nebenbei das Schusterhandwerk erlernen. Doch Hermann Koch erging es ebenso wie vielen anderen Eltern, die für ihre Kinder einen bestimmten Lebensweg planen: Die Söhne zeigten wenige bis gar keine Ambitionen, die beruflichen Vorstellungen ihres Vaters umzusetzen. Tatsächlich absolvierte nur Adolf wenigstens zum Teil die Ausbildung, die sich sein Vater für ihn gewünscht hatte: Er studierte Landwirtschaft in Göttingen und war einige Jahre auf verschiedenen Gütern tätig. 1864 wanderte er zuerst nach Uruguay aus, wo er als Verwalter einer großen Schaffarm arbeitete. Später bewirtschaftete er erfolgreich seinen eigenen großen Grundbesitz im US-Bundesstaat Iowa.

Dem zweiten Sohn, Wilhelm, schien ein Theologiestudium wenig interessant. Er verließ das Gymnasium noch vor dem Abitur, weil er lieber in Hamburg Kaufmann werden und ebenso wie Adolf nach Amerika emigrieren wollte. Nach seiner Ausbildung zog er im Auftrag eines Hamburger Exporthauses nach Bramador im Westen von Mexiko, das in den

1860er-Jahren weltweit führend in der Silberproduktion war. Dort wurde er – hier schlägt die Familientradition durch – nach relativ kurzer Zeit ein erfolgreicher Grubenbesitzer.

Da sein älterer Bruder ganz gerne darauf verzichtete, stand für Robert Koch ein Studium offen. Das musste jedoch, das blieb immer Bedingung des Vaters, zu einem Beruf führen, der ihn ernährte. Für die Ausbildung der Kinder – im 19. Jahrhundert hieß das fast ausschließlich: für die Ausbildung der Söhne – wurde, wann immer es die Umstände zuließen, Geld zurückgelegt. »Nächsten Herbst wird ein Pferd und Schlitten angeschafft und wenn hübsch alle anderen sparsamen Einrichtungen beim Alten bleiben, legen wir in diesem Jahr zum ersten Mal die Interessen zum Kapital, was bis jetzt noch nie hat gehen wollen, und legen so für die späteren Erziehungskosten der vielen Kinder noch etwas zu dem kleinen Vermögen, was sehr erfreuend ist«, schrieb Mathilde Koch 1853, als Hermann Koch zum Bergrat befördert wurde, an ihre Schwägerin. Aus vielen späteren Briefen zwischen Robert Koch und seinen Angehörigen wird jedoch deutlich, dass trotz des guten Einkommens des Vaters und ihrer sparsamen Lebensführung das Geld in der kinderreichen Familie stets knapp blieb.

> **»Robert Koch war mit einer außerordentlichen Phantasie, einem einzigartigen Beobachtungsvermögen begnadet.«**
>
> FRIEDRICH KARL KLEINE

Der Familiensaga zufolge brachte sich Robert Koch als Vierjähriger selbst das Lesen und Schreiben bei, indem er es sich einfach von seinen älteren Brüdern abschaute. Deshalb schickten ihn seine Eltern schon ab 1848 zusammen mit seinen älteren Brüdern zu einem Privatlehrer in den Unterricht. Möglicherweise fiel ihnen diese Entscheidung auch leichter, weil mit Albert gerade das sechste Baby geboren worden war. Für den knapp fünfjährigen Robert dauerte die erste Schulzeit nicht lange, weil er sich erst einmal beim Toben mit den Brüdern den Arm brach und einige Monate aussetzen musste. 1851 wechselte er auf das humanistische Gymnasium in der Clausthaler Graupenstraße, das er bis zum Abitur besuchte. Höhere Schulbildung bedeutete dort vor allem eine Ausbildung in Sprachen, naturwissenschaftliche Fächer und Mathematik spielten im Lehrplan eine geringere Rolle.

Im Großen und Ganzen war Robert zwar wohl ein meist interessierter Schüler, zeitweise belegte er sogar freiwillig Hebräisch. Tatsächlich brillierte er aber während seiner Schullaufbahn nicht unbedingt durch herausragende Leistungen. In den Sprachen war er eher mittelmäßig, seine Begabungen lagen eindeutig in der Mathematik und den Naturwissenschaften. Darüber hinaus zeigte er Talent im Zeichnen, was ihm spä-

> »Robert betrachtete schon von früher Jugend an die Natur mit dem Auge des Forschers.«
>
> ROBERT BIEWEND

ter beruflich nützlich war, und nahm bis zum Abitur am freiwilligen Kunstunterricht teil. Außerdem sang er im Schulchor, doch dies wohl mehr aus Spaß als aufgrund einer besonderen Musikalität. Er mochte Musik gerne und lernte auch Klavier und Zither zu spielen.

1862 beendete er das Gymnasium mit dem Abitur, in dessen Noten man nur mit viel gutem Willen und mit der Kenntnis von Kochs späterem Lebensweg die Anlage zum erfolgreichen Wissenschaftler erkennen kann. Religion, Latein, Griechisch, Französisch und Hebräisch beendete er mit einem teilweise gnädigen »befriedigend«, in Deutsch, Englisch, Geschichte und Geografie, Mathematik und Physik hingegen mit »sehr gut«. Über Robert Kochs lateinischen Abituraufsatz nörgelte der prüfende Konrektor mit unverhohlenem Missfallen: »Wie die Schularbeiten des Abiturienten Koch häufig, so ist auch dieser Aufsatz nicht mit der Sorgfalt und dem Fleiße gearbeitet, welcher einen erwünschten Erfolg solcher Übungen bedingen … Da jedoch bedeutende Fehler gegen die Grammatik nicht häufig vorkommen und die Arbeit Bekanntschaft mit der lateinischen Sprache im Ganzen zeigt, so kann sie noch als befriedigend bezeichnet werden.«

Die Koch-Jungen waren größtenteils lebhaft und ganz bestimmt keine zarten Stubenhocker. Robert war, so lässt sich vermuten, ein eher zurückhaltendes Kind, dessen »sittliche Aufführung« im Abiturzeugnis in der Schule als »sehr gut« und außerhalb der Schule als »ohne Tadel« bescheinigt wurde. Er war beliebt und gehörte als Primaner der »geheimen« Schülerverbindung »Concordia« an. Außerdem hatte er mit drei etwa gleichaltrigen, kräftigeren Brüdern und dem nur ein Jahr jüngeren Cousin Robert Biewend reichlich Rückendeckung, um sich sowohl in als auch außerhalb der Schule behaupten zu können.

In einer solch großen Familie ist es für ein Kind jedoch schwierig, sich von den vielen Geschwistern abzusetzen. Robert Koch fand seine besondere Begabung in der Entdeckung und Erforschung der Natur und ihrer Gesetze. Naturverbundenheit wurde bei den Kochs hoch geschätzt: Mathilde Koch liebte Tiere und Pflanzen und versuchte auch ihre Kinder dafür zu begeistern. Die Wiesen, der große Garten und die Ställe des Hauses am Kronenplatz boten den Kindern reichlich Möglichkeiten, die Natur hautnah zu erleben. Besonders interessiert war Robert, der mit großer Leidenschaft alles, was ihm unter die Finger kam, sammelte und mit neugieriger Akribie untersuchte: Pflanzen, Käfer, Schmetterlinge, Mineralien …

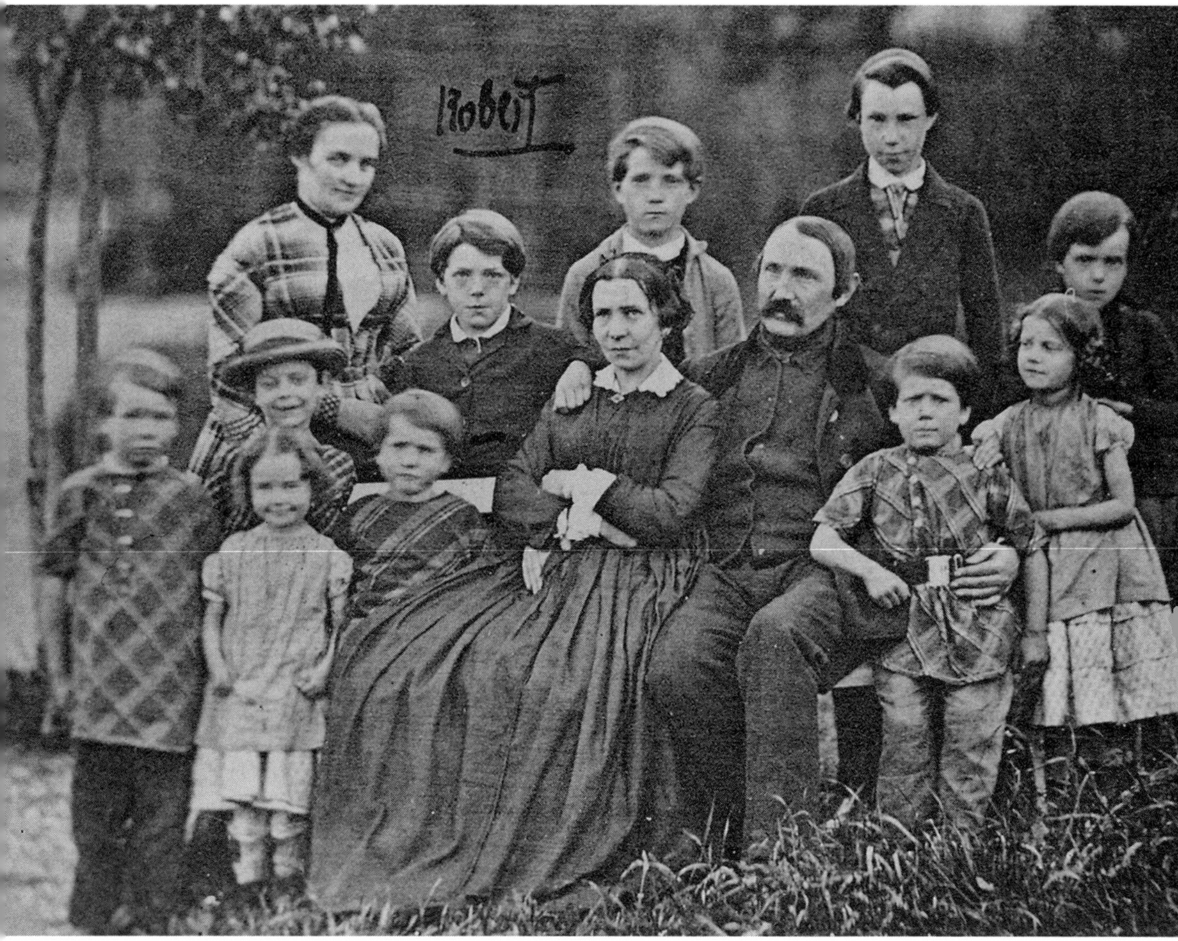

Hermann und Mathilde Koch (sitzend) sowie Helene Biewend (links stehend) mit ihren Kindern auf einem Familienfoto von Eduard Biewend vom Juni 1854. Robert steht skeptisch blickend neben seiner Mutter.

Mit Raupenschachtel, Käferglas, Botanisiertrommel und den damals brandneuen Naturkundebüchern von Johannes Leunis ausgestattet, ging er in der Umgebung auf Entdeckungsreise und lebte seine Faszination für Blütenformen, Mäuseskelette und gemusterte Steine mehr oder minder alleine aus. Vielleicht wirkte er damit auf seine Umgebung ein wenig eigenbrötlerisch. Andererseits war es gerade diese Fähigkeit zur Hingabe an ein Sujet, das anderen langweilig erscheinen mag, die ihm später in seiner Forschungsarbeit zum Erfolg verhalf und ihn als jungen Landarzt in der preußischen Provinz die langen, einsamen Stunden über dem Mikroskop gut ertragen ließ. Bei seinen Brüdern erntete er auf jeden Fall nicht besonders viel Verständnis für seine Interessen, mehr jedoch bei der vier Jahre jüngeren Emilie »Emmy« Fraatz. Die jüngste Tochter des Claus-

Robert Koch 1861 als 17-jähriger Primaner. Die Schule hätte er damals am liebsten für eine kaufmännische Ausbildung aufgegeben.

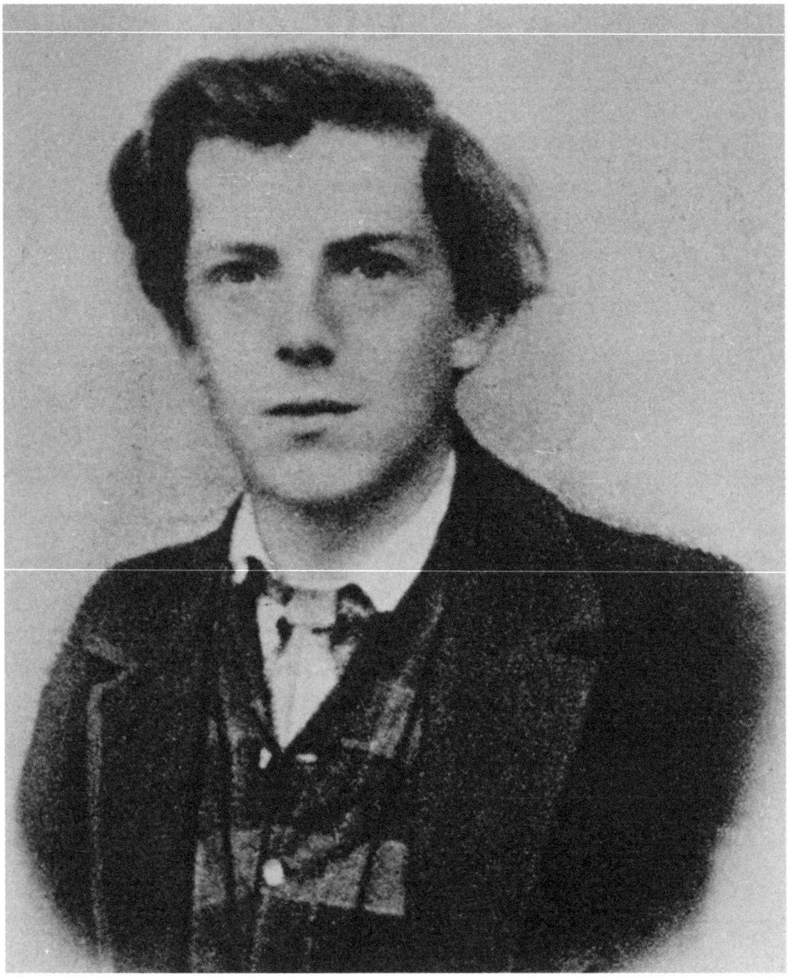

thaler Generalsuperintendenten Wilhelm Fraatz teilte Roberts Begeisterung und ging mit ihm zusammen auf Erkundung.

Die Erwachsenen unterstützten ihn jedoch so gut es eben ging im Rahmen ihrer finanziellen Möglichkeiten, damit er sich mit Büchern und Geräten eindecken, Aquarien und Terrarien einrichten konnte. Zeitweise züchtete Robert sogar in einer Volière Vögel. Die Katzen in der Nachbarschaft mussten sich damals vor ihm in Acht nehmen, denn mit potenziellen Vogelräubern ging er nicht zimperlich um. Sein Interesse für die Natur förderte zudem sein Großvater Andreas Biewend, vor dem die Koch'schen Kinder gehörigen Respekt hatten. Der strenge Patriarch hatte Mathildes Brüder so unerbittlich hart erzogen, dass diese sich geschworen hatte, ihre eigenen Kinder niemals so zu drillen. Der Großvater passte bisweilen auch längere Zeit auf Robert und seine Geschwister auf, und dann kam durchaus der Stock zum Einsatz – von zu Hause kannten sie das nicht. Darüber hinaus zwang der extrem ordentliche Bergbeamte mit unorthodoxen Methoden seine Enkel, die er reichlich verwildert und unerzogen fand, zum Lernen. Roberts jüngeren Bruder Hugo schikanierte er einmal in den Sommerferien mit dem Einmaleins: Eine ganze, »qualvolle«, wie sich Hugo später erinnerte, Woche lang sperrte er den damals Sechsjährigen täglich so lange in seinem Haus in Rothehütte ein, bis er die Zahlenreihen gelernt hatte.

> **»Bei Robert Koch traten schon früh Neigungen und Eigenschaften hervor, die auf den künftigen Naturforscher hindeuten.«**
>
> GEORG GAFFKY

Wahrscheinlich fürchtete sich Robert Koch als Kind ein wenig vor seinem Großvater, auf einer bestimmten Ebene kam er aber wohl ganz gut mit dem strengen alten Herrn aus. Andreas Biewend war durch seinen Beruf als Leiter der Eisenhütte in Rothehütte naturwissenschaftlich geschult, privat sammelte er Mineralien und Gesteine, interessierte sich für Pflanzen und Insekten, züchtete Bienen und Schmetterlinge und war ein begeisterter Gärtner. In dieser Hinsicht trafen sich die Interessen von Großvater und Enkel. Robert Koch half Andreas Biewend gerne beim Gärtnern und bei der Pflege der Bienenstöcke – in ihrer Liebe zur Natur lagen sie auf einer Wellenlänge. »Lieber Großvater, wie befindest Du Dich, wenn Du besser bist so erlaubst Du uns, daß wir Hundstage hinkommen; dann schlagen wir die weißen Schmetterlinge tod; aber wenn Du wieder herkommst; dann sollst Du unser kleines Theater sehen jeder von uns hat auch ein kleines Beet blos Helene nicht«, schrieb er ihm als Neunjähriger. Von seinem Großvater lernte Robert Koch sicherlich viel über die Gesetze der Natur.

Das Interesse für Naturwissenschaften und deren praktische Anwendung, den Sinn für technische Neuerungen und den Hang zum Tüfteln unterstützten hingegen sein Vater und sein Hamburger Onkel Eduard Biewend, der Vater seines Cousins Roë. Hermann Koch bemühte sich in seiner leitenden Stellung engagiert und durchaus erfolgreich, den Oberharzer Bergbau und die Verhüttungsprozesse technisch auf den neuesten Stand zu bringen. In seine Zeit als Bergrat fiel 1859 die Entdeckung des Neuen Lagers im Erzbergwerk Rammelsberg.

Anfang der 1860er-Jahre experimentierte Hermann Koch zusammen mit dem schwedischen Erfinder und Unternehmer Alfred Nobel in Oberharzer Steinbrüchen mit Nitroglyzerin. Wenn man den Berichten glauben darf, brachte Nobel den Sprengstoff, den er in seiner Fabrik bei

> **»Ursprünglich bildete die Bakteriologie einen winzigen Abschnitt der Botanik.«**
>
> ROBERT KOCH

Hamburg produzierte, in Flaschen in der Postkutsche nach Clausthal, das damals noch nicht einmal an das Eisenbahnnetz angeschlossen war. Wie schrecklich schief diese Transporte auf rumpeligen Straßen hätten gehen können, zeigen die tödlichen Unfälle an Nobels Teststätten; 1864 kostete eine unkontrollierte Explosion auch seinen Bruder Emil das Leben. In der Folge verbannten die schwedischen Behörden Nobels Labor aus Stockholm und erlaubten ihm Experimente mit Nitroglyzerin nur noch in unbebauten Gebieten. Die Probesprengungen im Oberharz waren eine wichtige Etappe in der Entwicklung des Dynamits, und Hermann Koch und Alfred Nobel blieben noch lange nach ihrer Zusammenarbeit in Kontakt. Wenige Jahre später half Nobel Robert Kochs jüngerem Bruder Arnold durch seine Geschäftsbeziehungen in New York, in den Vereinigten Staaten Fuß zu fassen.

Man kann davon ausgehen, dass bei den Kochs zu Hause über den Bergbau, die neuesten Technologien und chemischen Prozesse gefachsimpelt wurde, schließlich war auch der Großvater vom Fach, und einige Brüder von Robert Koch sowie sein Cousin Robert studierten später selbst Bergwissenschaften. Sicher ist, dass Hermann Koch Robert in dessen Studienzeit zu seinen Inspektionen der Hütten und Bergwerke mitnahm und ihn mit den technischen und chemischen Geräten der Montanindustrie aus erster Hand vertraut machte. Möglicherweise waren gerade diese Erfahrungen für Robert Kochs spätere Arbeit prägend: technische Neuerungen in der wissenschaftlichen Forschung praktisch anwenden und Forschungsergebnisse in der Bakteriologie in der allgemeinen Hygienepraxis umsetzen.

Großen Einfluss übte auch Mathildes Bruder aus. Eduard Biewend wohnte mit seiner Familie in Hamburg, hielt sich aber oft in Clausthal bei seinem Sohn Robert auf, der aus Gesundheitsgründen bei den Kochs im Harz lebte. Er war der Lieblingsonkel von Robert Koch und für die Kinder eine enge Bezugsperson. Der promovierte Chemiker war von 1843 bis 1876 bei der Hamburger Bank als Münzwardein für die Prüfung der Münzlegierungen und -gewichte sowie für die Kontrolle des Münzmeisters zuständig.

Es war wohl Eduard Biewend, der Robert Koch für die Mikroskopie begeisterte und ihm das Fotografieren beibrachte. Mitte des 19. Jahrhunderts zählte er zu den Pionieren der Daguerreotypie, ziemlich sicher experimentierte er schon um 1846 mit der neuen Technologie. Lange Zeit unterschätzt, wird er heute zu den einflussreichen frühen Fotografen in

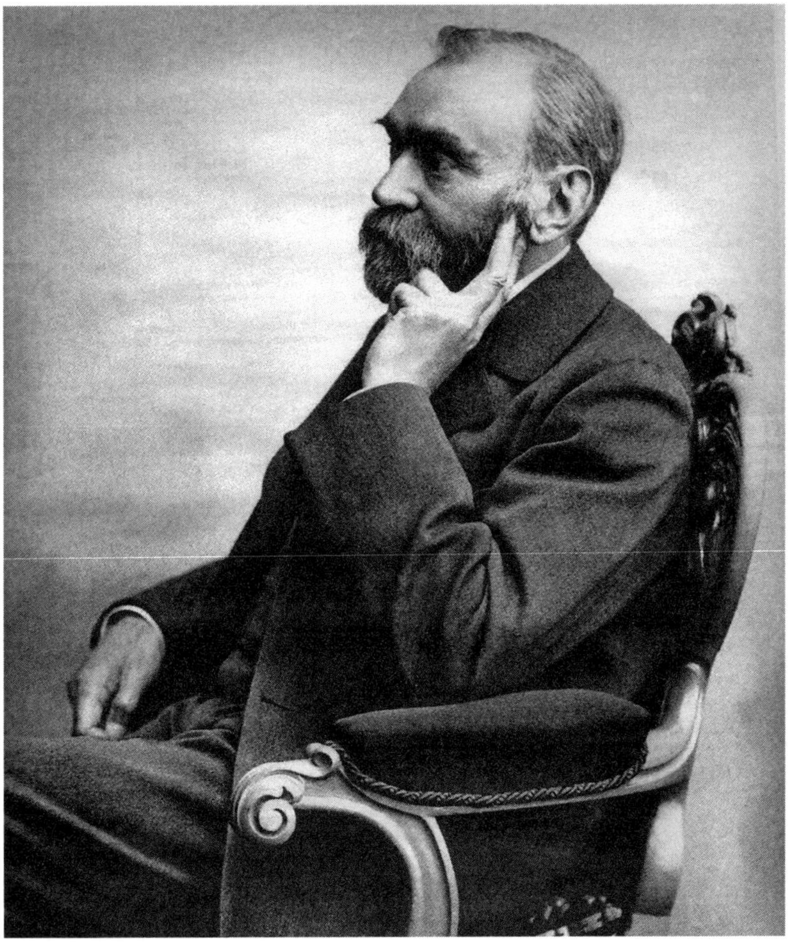

Der schwedische Erfinder Alfred Nobel unternahm in den 1860er-Jahren gemeinsam mit Robert Kochs Vater Hermann im Oberharz Testsprengungen mit Nitroglyzerin und blieb der Familie auch in späteren Jahren verbunden.

Deutschland gezählt, der für die damalige Zeit erstaunlich ungezwungene, berührende Porträts – vor allem von seiner Familie und der seiner Schwester Mathilde – und ungewöhnliche Landschafts- und Architekturfotografien schuf. Daguerreotypien von Eduard Biewend, darunter Porträts von seiner Frau und seinen Kindern, werden heute unter anderem im Getty Trust in Los Angeles und in den Technischen Sammlungen der Stadt Dresden aufbewahrt. Auch ein berühmtes Familienfoto der Kochs aus dem Jahr 1854 stammt von ihm. Eduard Biewend unternahm mit Robert oft Erkundungen, sammelte mit ihm Pflanzen, Tiere und Mineralien, half ihm, sie zu bestimmen und unter der Lupe genau zu betrachten. Ganz sicher trug sein Einfluss auch dazu bei, dass Robert Koch später die Fotografie als technische Neuerung in seine Arbeit einbaute.

Ein neuer Weg
Studium und erste Forschungserfolge

»Robert Koch hat erklärt, Philologie studieren zu wollen, während es bisher schien, als werde er sich dem Studium der Medizin oder der Mathematik und Naturwissenschaften widmen. Er hat eine Anlage, die ihm als Gymnasiallehrer allerdings zu statten kommen würde: die des mündlichen Vortrages, den ein sehr treues Gedächtnis unterstützt; wenigstens konnte man einzelne Leistungen dieser Art *sehr* gut nennen.«

> **»Gerade bei meinen Brüdern habe ich die Überzeugung gewonnen, daß nicht die Schule, sondern das Leben den Kaufmann zu dem macht, was er sein soll.«**
>
> Robert Koch

So lautete das Urteil eines der Lehrer von Robert Koch. Allerdings wünschte man sich generell die Vorbereitung gerade zum philologischen Fach doch etwas vollständiger. Es würde nun darauf ankommen, ob Koch seine Kraft konzentriert und konsequent auf das vorgesteckte Ziel richte; die Fähigkeit ließe sich nicht leugnen. Philologie? Man meint die fragend hochgezogene Braue des Schuldirektors sehen zu können, der diese Beurteilung des Schülers Robert Koch vor dem mündlichen Abitur der Prüfungskommission vorlegte. Angesichts seiner Zensuren und seiner offensichtlichen Begabungen schien dieser Berufsplan überhaupt nicht zu ihm zu passen. Was war geschehen?

Was Roberts Berufsplanung anging, hing bei den Kochs wohl schon längere Zeit der Haussegen so schief, dass sogar der Familienrat in Hamburg bei Roberts Onkel Eduard Biewend tagte. Im April 1861 schrieb Mathilde Koch dazu besorgt an ihre Schwägerin: »Daß Hermann mit Robert kommt, geschieht in einer wichtigen Angelegenheit, daß Robert fest in der Wahl seines künftigen Berufes wird. Er spricht noch immer, daß er Kaufmann werden möchte, und das wünschen wir nicht und da soll nun Robert mit Euch und Wilhelm an Ort und Stelle in Hermanns Beisein Rücksprache nehmen.«

Offensichtlich war Robert drauf und dran, die Schule aufzugeben, war sie doch um einiges langweiliger als der Weg, den seine Brüder einschlagen wollten: Der älteste Bruder, Adolf, war damals schon Landwirt und plante unumstößlich nach Amerika auszuwandern. Wilhelm, nur ein Jahr älter als Robert, hatte die Schule vor dem Abitur verlassen, absolvierte in Hamburg eine kaufmännische Lehre und war ebenso wie Adolf fest zur Emigration entschlossen. Auch die beiden jüngeren Brüder Arnold und Albert zeigten wenig Ehrgeiz, in der Schule, im Harz oder auch

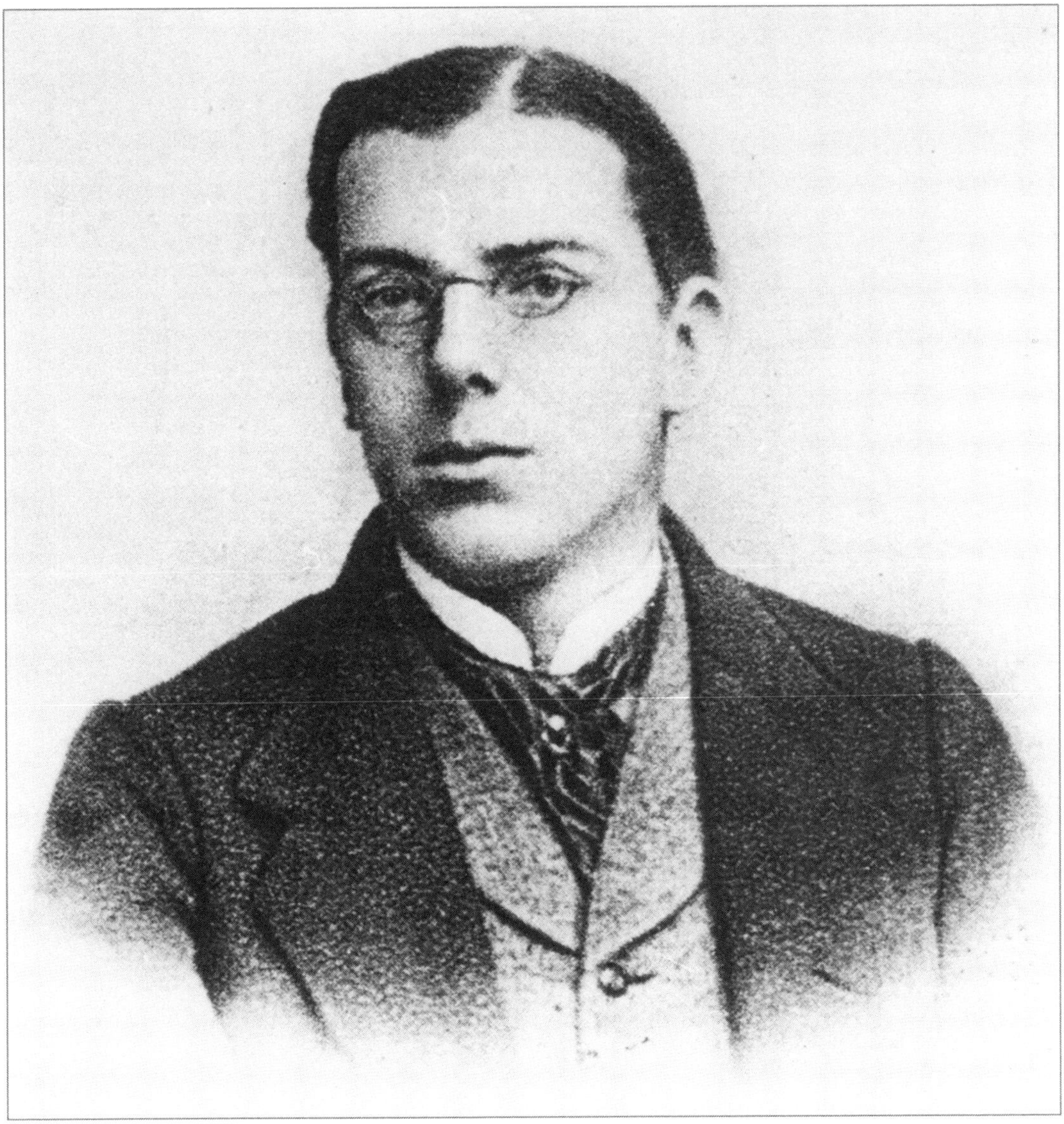

nur in Europa zu bleiben. Die Koch-Brüder lagen mit ihren Plänen ganz im Trend der Zeit: Mitte des 19. Jahrhunderts hatte die Auswanderungswelle mit jährlich über 100 000 Emigranten bislang unerreichte Dimensionen angenommen. Und 90 Prozent der Auswanderer zogen in die Vereinigten Staaten, wo deutsche Immigranten eine der größten Gruppen bildeten.

Der etwa 21-jährige Robert Koch als Student in Göttingen. Der angehende Arzt braucht nun schon eine Brille gegen seine starke Kurzsichtigkeit.

Wie seine Brüder sehnte sich Robert danach, ferne Länder kennenzulernen, Abenteuer zu erleben. »Am liebsten«, schrieb sein Cousin Robert Biewend Jahre später, »hätte Robert Koch sich wohl ganz dem Studium der Naturwissenschaften gewidmet und bei seiner ausgesprochenen Neigung, fremde Länder zu bereisen und zu studieren, würde er

Wegbereiter der Medizin – Robert Kochs Lehrer in Göttingen

Robert Koch erhielt an der Georg-August-Universität eine für die damalige Zeit sehr moderne Ausbildung, die ihn für die Medizin und die wissenschaftliche Forschung begeistern konnte. Aus seinen Studienbüchern geht hervor, dass er in einigen Fächern bei den Größen der jeweiligen Disziplinen hörte.

So belegte er Kurse bei Friedrich Wöhler. Der Chemiker hatte 1824 durch die Synthese von Oxalsäure und 1828 von Harnstoff experimentell bewiesen, dass organische Stoffe aus anorganischen künstlich erzeugt werden konnten. Mit dieser Entdeckung widerlegte er die Vorstellungen des Vitalismus, die Anfang des 19. Jahrhunderts noch vorherrschten. Dem Vitalismus zufolge war die Bildung von Materie in Lebewesen – also von organischen Stoffen – nur unter Einwirkung einer transzendenten Lebenskraft möglich, die *vis vitalis* genannt wurde. Wöhlers Arbeiten waren wegweisend in der anorganischen Chemie und trugen dazu bei, die Medizin auf eine naturwissenschaftliche Basis zu stellen.

Psychologie hörte Robert Koch bei Hermann Lotze, der seit 1844 als Professor für Medizin und Philosophie in Göttingen lehrte. Lotze stellte sich vehement gegen die Idee der *vis vitalis* und zählte zu den einflussreichsten Akademikern jener Jahre. Seine Werke behandelten naturwissenschaftliche, philosophische und metaphysische Themen. Lotzes psychologische Studien zählten zu den Pionierarbeiten der Disziplin.

Der Physiologe Georg Meissner hatte den *Plexus submucosus* entdeckt – einen Teil des Nervensystems, das die Sekretion der Drüsen von Magen und Darm steuert. Zu seinen Entdeckungen zählten auch die nach ihm benannten Meissner-Tastkörperchen in der Haut, die auf Druck reagieren.

Auch Karl Ewald Hasse, Professor der Pathologie und Leiter der Medizinischen Klinik in Göttingen, hatte sich mit seinen Arbeiten über Nerven, Herz- und Lungenkrankheiten einen hervorragenden Ruf erworben.

Jakob Henle schließlich gilt heute als Wegbereiter der Bakteriologie sowie als Begründer der Histologie und mikroskopischen Anatomie. Er formulierte bereits 1841 in seiner Allgemeinen Anatomie die Grundlagen der naturwissenschaftlichen Medizin: »Die Physiologie der Gewebe ist die Grundlage der allgemeinen oder rationellen Pathologie, welche die Krankheitsprozesse und Symptome als gesetzmäßige Reaktionen einer mit eigenthümlichen und unveräußerlichen Kräften begabten organischen Materie gegen abnorme äußere Einwirkungen zu begreifen sucht.«

wohl einen ausgezeichneten Forschungsreisenden abgegeben haben. Aber hierzu fehlten die Mittel.«

Auswanderung bedeutete Mitte des 19. Jahrhunderts meist einen Abschied für immer, und es ist leicht nachzuvollziehen, dass Hermann und Mathilde Koch nicht alle ihrer älteren Söhne ziehen lassen wollten. Sie legten ihr entschiedenes Veto ein. Offensichtlich schien ihnen Robert, der sich mit seinen vielfältigen Interessen nicht sehr zielstrebig zeigte, auch nicht besonders geeignet für diesen Schritt. Angesichts der finanziellen Lage der Familie und Roberts Begabungen kristallisierten sich im Lauf der Auseinandersetzungen zwei mögliche Berufswege heraus: entweder Arzt oder Gymnasiallehrer für naturwissenschaftliche Fächer. Der Lehrerberuf schien schneller und sicherer zu einer Stellung zu führen, die Robert ernähren würde, und wurde deshalb als »Plan A« behandelt. Vielleicht war es ja eine Trotzreaktion, dass Robert in der Schule als Wunschstudium »Philologie« angab: Wenn einem der Traumberuf verwehrt bleibt, dann ist die Alternative auch egal ...

»Ich möchte einiger meiner damaligen Lehrer in Dankbarkeit gedenken, nämlich des Anatomen Henle, des Klinikers Hasse und besonders des Physiologen Meissner, welche den Sinn für wissenschaftliche Forschung in mir geweckt haben.«

Robert Koch

Ostern 1862 verließ Robert Koch Clausthal zusammen mit seinem knapp vier Jahre jüngeren Bruder Arnold, der in Goslar eine kaufmännische Ausbildung begann. Der 18-jährige Robert schrieb sich am 23. April an der Georg-August-Universität in Göttingen in den Naturwissenschaften ein, noch verfolgte er das Berufsziel Lehrer. In einem Brief vom Mai 1862 berichtete er seinen Eltern von den von ihm belegten Fächern: »nämlich Trigonometrie und Stereometrie bei Ulrich, Physik bei Weber und Botanik bei Griesebach. Zusammen sind es 17 Stunden und doch habe ich für diese wenigen Kollegia so viel zu thun, daß mir nicht viel Zeit übrig bleibt. Selbst der Sonnabend und Sonntag sind durch botanische Excursionen in Anspruch genommen. Herr Professor Ulrich hat mir abgerathen, jetzt schon in das mathematisch-physikalische Seminar zu gehen und so habe ich es denn auch gelassen.«

Das Studium war teuer und die Finanzierung bereitete ihm Kopfzerbrechen. »... Trotzdem ich so viel als möglich zu sparen suche, verschwindet das Geld im Umsehen. Über 16 Thaler habe ich für Kollegien, 7 Thaler für die Immatrikulation bezahlen, dann theure Lehrbücher anschaffen und eine Menge Geld für Kleinigkeiten ausgeben müssen«, schrieb er im selben Brief. Der junge Student versuchte deshalb, so weit wie möglich an den Lebenskosten zu sparen.

Abgehärtet durch das raue Oberharzer Klima, fand er neben seiner finanziellen Lage auch das Wetter in Göttingen bemerkenswert unange-

> »Leider können wir in Göttingen uns nicht rühmen, in der von ihm eingeschlagenen Richtung seine Lehrer gewesen zu sein.«
>
> Karl Ewald Hasse

nehm: »Hier ist es wie im August so heiß; kaum kann man noch des Mittags aus dem Hause gehen vor Hitze. Diese Hitze ist aber auch das Einzige, was mich plagt, sonst habe ich mich recht schnell an alles gewöhnt, als: schlechtes Wasser, ein Bett, in dem man vor vielen Decken verschwindet, Wirthshausessen und was sonst noch für Kleinigkeiten sind. Mein Essen habe ich so billig, als nur irgend möglich ist, eingerichtet. Morgens trinke ich Milch und esse ein Stück Brod dazu, Mittags den sogenannten Aschanti und zwar dreiviertel Portion von der schlechtesten Sorte und Abends ein Schmalzbrod. An Frühstück und Nachmittagsbrod darf ich nicht denken, weil sonst mein Brod nicht ausreicht.« Der »Aschanti« war ein billiges Mittagessen für die Studenten, das in einer schmuddeligen Garküche verkauft wurde. Es muss – vor allem im Sommer – so grauenhaft gewesen sein, dass es selbst der genügsame Robert Koch irgendwann nicht mehr ertragen konnte. Um sich keine Vergiftung zu holen, abonnierte er für sechs Taler im Monat Mittagessen in einem Wirtshaus.

Größere Begeisterung als die Verpflegung löste das Studium aus. Nach einem Semester hatte Robert Koch die Lehrerausbildung aufgegeben und sich der Medizin zugewandt, die ihm erst als vernünftiger Kompromiss erschienen war und ihn nun immer mehr faszinierte. Chemie belegte er bei Friedrich Wöhler, der seit 1836 als Professor für Medizin, Chemie und Pharmazie an der Universität lehrte. Des Weiteren besuchte er Kurse bei dem bekannten pathologischen Anatom Wilhelm Krause und hörte Psychologie bei Hermann Lotze. Besonders tief beeindruckten ihn die Lehrveranstaltungen von Georg Meissner, Karl Ewald Hasse und Jakob Henle. Hasse, der sich in seinen Memoiren an Koch an einen »blassen, jungen Menschen von stillem, sinnig beobachtendem Wesen« erinnerte, der sich nicht »der Aufmerksamkeit des Lehrers entgegen« drängte, gab 1893 jedoch freimütig zu, dass weder er noch ein anderer Dozent Robert Koch damals zu seinen späteren innovativen Forschungen anleitete: »Ich selbst stand … der Lehre von der Bedeutung der Mikroorganismen noch ziemlich skeptisch gegenüber. Zwar hatte ich von Anfang meiner Lehrtätigkeit an die Forderung einer wohlbegründeten Ätiologie betont die Überzeugung ausgesprochen, daß die bekannten scharf gezeichneten Krankheiten, insbesondere die ansteckenden, nicht anders als durch ganz eigenartige (spezifische) Ursachen entstehen können. Es schien mir jedoch vorschnell, überall die Bakterien so ohne weiteres als das Wesentliche der Entstehung der Krankheiten hinzustellen.«

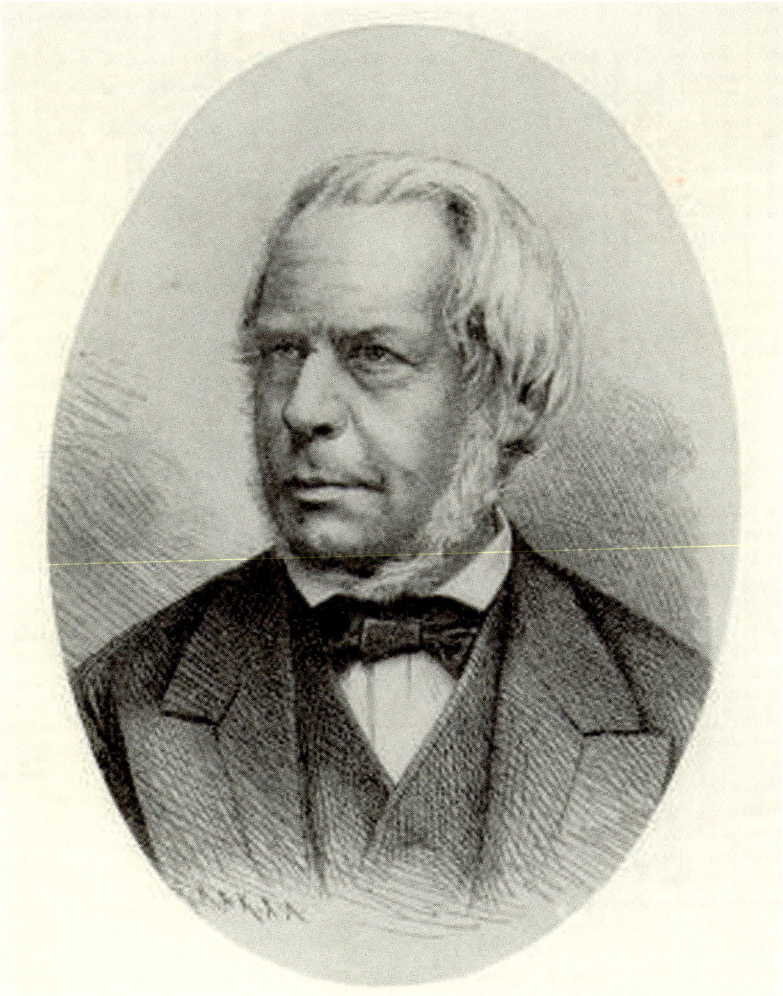

Der bedeutende Anatom und Pathologe Jakob Henle zählte zu Robert Kochs wichtigsten Lehrern an der Universität in Göttingen.

Es bleibt die Frage, welchen Einfluss Jakob Henle auf Robert Koch hatte. Henle hatte schon 1840 in seiner theoretischen Abhandlung »Von den Miasmen und Contagien und von den mismatisch-kontagiösen Krankheiten« die Idee lebender, parasitärer Erreger von Infektionskrankheiten behandelt. Sie gilt heute als Anfang der Erforschung bakterieller Infektionen, da darin bereits bestimmte Anforderungen an den Nachweis mikrobiologischer Krankheitserreger formuliert wurden. Diese mündeten letztendlich Jahrzehnte später in den sogenannten Henle-Koch-Postulaten, die heute jeder Anfänger in der Mikrobiologie lernen muss: Erreger müssen im erkrankten Organismus nachgewiesen und außerhalb des Or-

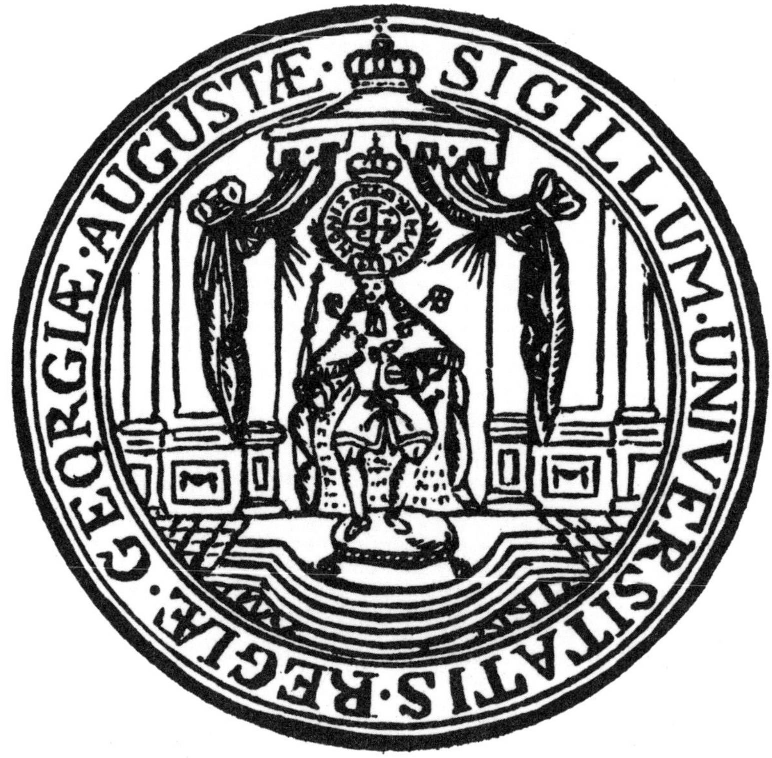

Siegel der 1737 gegründeten Georg-August-Universität in Göttingen, an der Robert Koch in den 1860er-Jahren Medizin studierte. Dort lernten und lehrten bislang über 40 Nobelpreisträger.

ganismus in Reinkultur gezüchtet werden können und in ihrer Reinkultur die Krankheit – im Tierexperiment – wieder erzeugen.

Jakob Henle war damit ein theoretischer Wegbereiter der Bakteriologie, doch galt der Verfasser des 1855 veröffentlichten berühmten »Handbuchs der systematischen Anatomie des Menschen« in den 1860er-Jahren vor allem als führender Anatom. Man kann heute nur mehr spekulieren – und tatsächlich wird auch in Fachkreisen gerne darüber gestritten –, inwieweit Henle seine Ideen von lebenden Krankheitserregern in der damaligen Zeit in der Lehre behandelte, ob und in welchem Maß dies Robert Koch, der ab 1864 bei Henle studierte, beeinflusste und warum er dies später nicht erwähnte. Ganz sicher lernte der junge Student bei Jakob Henle, dem Begründer der Histologie und mikroskopischen Anatomie, akribisch zu mikroskopieren und zu präparieren, streng wissenschaftlich-rational vorzugehen und im Kleinsten nach den Ursachen zu forschen.

Das Medizinstudium machte Robert Koch Spaß, offensichtlich hatte er endlich eine Fachrichtung gefunden, die seinen Interessen und Begabungen gut entsprach. Er kniete sich in den Lehrstoff, und im Sommer

1864 konnte er seiner Familie in Clausthal schon erste Beweise seiner neu erlernten Kunst zeigen. »Robert ist seit etwa 4 Wochen hier und ist sehr vergnügt und lieb zu allen. Er ist unser Hausarzt und hat Mariens Fuß, den sie vertreten, und Ajaxs Hundefuß, der kläglich überfahren war, wieder kuriert und mich zu verschiedenen Malen, denn ich bin öfters etwas piepelig gewesen.«, schrieb Mathilde Koch erfreut über die Fortschritte ihres Sohnes in einem Brief.

Im darauffolgenden Jahr überraschte Robert seinen Vater, der zu seinem eigenen Missvergnügen zugenommen hatte, mit dem Ratschlag, weniger Kartoffeln zu essen. Dieser Tipp scheint bei den Kochs eher auf verblüfften Unglauben gestoßen zu sein, denn Robert Koch nahm später darauf Bezug – in einem Brief, in dem er zudem gute Neuigkeiten berichten konnte: »Obgleich du bei unserem letzten Zusammensein keine allzu hohe Meinung zu haben schienst, von meinem medicinischen Wissen im allgemeinen und von der merkwürdigen Eigenschaft der Kartoffeln, magere Leute fett zu machen, insbesonders, so ereignet es sich doch bisweilen, daß auch eine blinde Taube ein Korn findet, wie es mir jetzt z.B. ergangen ist. Nämlich bei der diesmaligen Preisvertheilung ist mir für meine Arbeit der Preis zuerkannt.«

Besagter Preis war 1864 von der Georg-August-Universität ausgeschrieben worden und beinhaltete folgende Aufgabenstellung: durch »eine genügende Reihe von Untersuchungen festzustellen, ob und in welcher Verbreitung die Nerven des Uterus Ganglien enthalten«. Robert Koch hatte sich zur Teilnahme entschlossen, und vielleicht schürte dabei auch eine persönliche Konkurrenz seinen Ehrgeiz: Adolf Polle, mit dem er zusammen in Clausthal sein Abitur abgelegt hatte, nahm die gestellte Aufgabe ebenfalls ziemlich zielstrebig in Angriff. Während Polle seine Wettbewerbsarbeit vor allem am Institut des Anatomen Wilhelm Krause ausführte, war Koch wahrscheinlich hauptsächlich im Institut von Jakob Henle tätig.

Im Juni 1865 erwarteten beide bei der jährlichen Universitätsfeier mit gespannter Erwartung die Verkündigung der Preisträger – und beide konnten nach einer quälend langen und fantastisch langweiligen Preisrede jubeln: Sowohl Adolf Polle als auch Robert Koch hatten den ersten Preis gewonnen, und die Arbeiten der beiden Studenten wurden von der Universität als Preisschriften veröffentlicht. Kochs Abhandlung, »Über das Vorkommen von Ganglienzellen an den Nerven des Uterus« trug das Motto »Numquam otiosus«, »Niemals müßig«, und die Widmung: »Dem

»Auf der Universität habe ich keine unmittelbare Anregung für meine spätere wissenschaftliche Richtung empfangen, einfach aus dem Grunde, weil es damals noch keine Bakteriologie gab. «

ROBERT KOCH

> **»Auf meinen Wanderungen durch das medizinische Gebiet stieß ich auf Strecken, wo das Gold noch auf dem Wege lag.«**
>
> ROBERT KOCH

geliebten Vater widmet als Ausdruck seiner Zuneigung und Dankbarkeit diese erste Frucht seiner Studien der Verfasser.« Roberts Eltern waren sehr stolz auf den Erfolg ihres Sohnes. »Robert hat uns wieder eine große Freude gemacht«, schrieb Hermann Koch in einem Brief an seinen ältesten Sohn Adolf. »In unserer Freude haben Mama und ich Robert in Göttingen besucht und einen recht vergnügten Tag mit ihm verlebt.«

Die Begeisterung war umso größer, da es offensichtlich seit Jahresbeginn wieder Auseinandersetzungen um die berufliche Karriere Roberts gegeben hatte. Bereits Anfang 1865 hatte er am Pathologischen Institut eine Assistentenstelle übertragen bekommen – eine Auszeichnung für einen Studenten, der erst im sechsten Semester studierte –, aber wie immer warf die Finanzierung Fragen und Sorgen auf. Hermann Koch freute sich über Roberts wissenschaftlichen Erfolg, schrieb jedoch im Februar 1865 an seinen Sohn Adolf, der damals schon nach Amerika ausgewandert war: »Es ist dieses ein Beweis dafür, daß Robert sich besonders ausgezeichnet hat … Diese Ehre wird freilich viel Geld kosten, da er sich hat verpflichten müssen, noch 3 Jahre in Göttingen zu bleiben, und nur 40 Thaler Jahresgehalt bekömmt. Er wird aber in dieser Stelle viel lernen, kann die akademische Karriere machen oder erhält, wenn er in die Praxis geht, gleich eine gute Stelle.« Offenbar gingen einige besorgte Briefe hin und her, in einem schrieb Robert Koch noch im Februar an seinen Vater: »Zugleich kann ich Dir die erfreuliche Mittheilung melden, daß ich die Stelle vor 8 Tagen schon definitiv … angetreten habe. Bis Ostern habe ich nur das Sektions-Protokoll zu führen, was mich an meinen Studien durchaus nicht behindert. Im nächsten Semester werde ich dann freilich mehr Beschäftigung davon haben, aber doch auch solche, die mir für meine praktische Ausbildung nützlich ist, wie ich denn überhaupt meine ganze Richtung stets darauf richten werde, später als praktischer Arzt zu fungiren.«

Die Unsicherheit über Roberts Berufsweg war trotz aller Erfolge und des gewonnenen Preises nicht kleiner geworden. »Er sowohl wie Papa sind nur noch nicht entschlossen, ob Robert praktischer Arzt werden oder sich der akademischen Laufbahn widmen soll. Der Geldpunkt ist noch schwer zu überlegen ...«, schrieb Mathilde Koch im Sommer 1865 über die Auseinandersetzungen in der Familie. Zugleich freute sie sich, dass Robert nun langsam erwachsen wurde, ihr zu Hause in den Sommerferien »Trost, Stütze und lieber Gesellschafter« und »zum ratgebenden Freunde herangewachsen« war.

In seinem Studium hielt Robert Koch weiter mehrere Optionen offen: Er belegte Seminare, die ihn in der ärztlichen Praxis unterrichteten, behielt aber auch ein Standbein in der Forschung. Noch 1865 wechselte er als Assistent zu Georg Meissner, wo er im wahrsten Sinne des Wortes mit Leib und Seele Wissenschaft betrieb. Um herauszufinden, wie Bernsteinsäure im menschlichen Körper entsteht, nahm er im klassischen Selbstversuch aufgelösten apfelsauren Kalk, Asparagin (in Form von Unmengen von Spargel) und »fünf Tage lang Nachmittags ein halbes Pfund Butter mit etwas Brot« zu sich. Nach dieser Fettorgie wurde ihm verständlicherweise entsetzlich übel, und er musste den Versuch »wegen sich einstellender Verdauungsstörungen« aufgeben. Bernsteinsäure ist ein Zwischenprodukt des Fett- und Kohlenhydratstoffwechsels. Durch seine Versuche konnte Robert Koch beweisen, dass sie zum einen unter solchen Ernährungsbedingungen in großen Mengen im Urin auftritt und dass sie im Magen-Darm-Kanal entsteht. Seine Forschungsarbeit wurde noch 1865 in der »Zeitschrift für rationelle Medizin« veröffentlicht und bei seinem Abschluss als Doktorarbeit anerkannt.

Mit einem besseren finanziellen Hintergrund hätte Robert Koch schon damals eine wissenschaftliche Laufbahn einschlagen können. Da daran jedoch nicht zu denken war, genoss er erst einmal den Sommer. Er fuhr im September zur Tagung der »Gesellschaft Deutscher Naturforscher und Ärzte« nach Hannover und unternahm mit seinem Vater eine Erholungsreise nach Hamburg, Lübeck und Helgoland. In dieser Zeit führte er viele Gespräche mit seinem Vater und seinem Onkel Eduard Biewend über seinen weiteren Berufsweg. Bei dieser schwierigen Entscheidung gab letztendlich wieder einmal das finanziell Machbare den Ausschlag – und vielleicht auch die Liebe, von der seine Familie zu jener Zeit noch nichts wusste.

Ab dem Wintersemester 1865 bereitete sich Robert Koch an der Universität auf den Abschluss als praktischer Arzt vor. Er schlug sogar ein Angebot seines Onkels aus, der ihn bei einer Forschungsarbeit über Trichinen finanziell unterstützt hätte. Da der Entschluss jetzt gefasst war, ging alles sehr schnell: Fast Hals über Kopf meldete er sich am 3. Januar 1866 zur Promotion an, am 13. Januar bestand er die mündliche Prüfung, am 16. Januar hielt er seinen obligatorischen lateinischen Vortrag und schwor die Eidesformel der Ärzte. Noch am selben Tag konnte er mit dem Doktordiplom in der Hand die Universität Göttingen verlassen. Die erste große Hürde auf seinem Berufsweg war geschafft.

Geplatzte Träume, neue Träume

Die Verlobung mit Emmy Fraatz

Um als Arzt arbeiten zu können, musste Robert Koch noch das Staatsexamen absolvieren. Ihn aber drängte es erst einmal hinaus, zumindest aus dem engen Königreich Hannover. Am liebsten hätte er Europa ganz verlassen – doch wieder sollte alles anders kommen. Ende Januar 1866 fuhr er nach Berlin, um dort seine Studien an einer großen Universität zu ergänzen. Vom ersten Prüfungsdruck befreit, genoss er das Leben in der Metropole.

Ansicht der Charité von 1740. Das Krankenhaus war 1709 außerhalb von Berlin als Pestlazarett gegründet worden und wurde mit Beginn des 19. Jahrhunderts zu einem bedeutenden Lehr- und Forschungsklinikum ausgebaut.

»Am gestrigen Tage habe ich mir die Stadt angesehen, mit ihren wunderschönen Straßen, Plätzen, Palästen und anderen prachtvollen Gebäuden, ferner die vielen Statuen, Monumente und dergl., die Freskogemälde am Museum, kurz eine Menge von herrlichen Gegenständen, die meine frühere Vorstellung von der Schönheit Berlins, die ich mir nach Maßgabe von Hannover und Hamburg gemacht hatte, weit übertreffen …«, schrieb er Ende Januar 1866 an seinen Vater.

Die Kurse an der Charité gefielen ihm jedoch weitaus weniger. Bereits Anfang Februar berichtete er seiner Familie: »… in der Charité z. B. liegen beständig über 4000 Kranke, es werden dann 1 oder 2 Fälle herausgesucht, die in der Klinik von dem Professor besprochen und erklärt werden, aber es fehlt vollständig die Anschauung, welche doch bei unserem Studium die Hauptsache bildet … Ich suche wenigstens noch so viel als möglich zu profitiren und hospitire die Kliniken und einen praktischen Kurs bei Virchow.«

Rudolf Virchow war damals einer der weltweit bedeutendsten Vertreter der naturwissenschaftlichen Medizin, und es ist verständlich, dass Robert Koch unbedingt bei ihm lernen wollte. Doch der Familie waren die Kosten für diesen Studienaufenthalt zu hoch, und vor allem der Vater drängte darauf, dass sein Sohn zurück nach Hannover ging, um dort sein Staatsexamen abzulegen und sich dann eine Stelle im Königreich zu suchen. Robert, desillusioniert über die Lehre in Berlin, seine finanzielle Lage und die Chancen, die ihm als junger Arzt offenstanden, verfolgte jedoch andere Pläne. Fast verzweifelt wehrte er sich gegen die Vorstellung, abgeschlagen in der Provinz zu landen. »Jetzt schon als praktischer Arzt in irgend ein Dorf zu gehen, das ist mir ein unerträglicher Gedanke, und würde mich eine solche Stelle unglücklich machen«, schrieb er im selben Brief und verkündete darin weiter: »Um diesen zu entgehen, habe ich meinen schon früher geäußerten Plan verfolgt, als Militärarzt in eine grö-

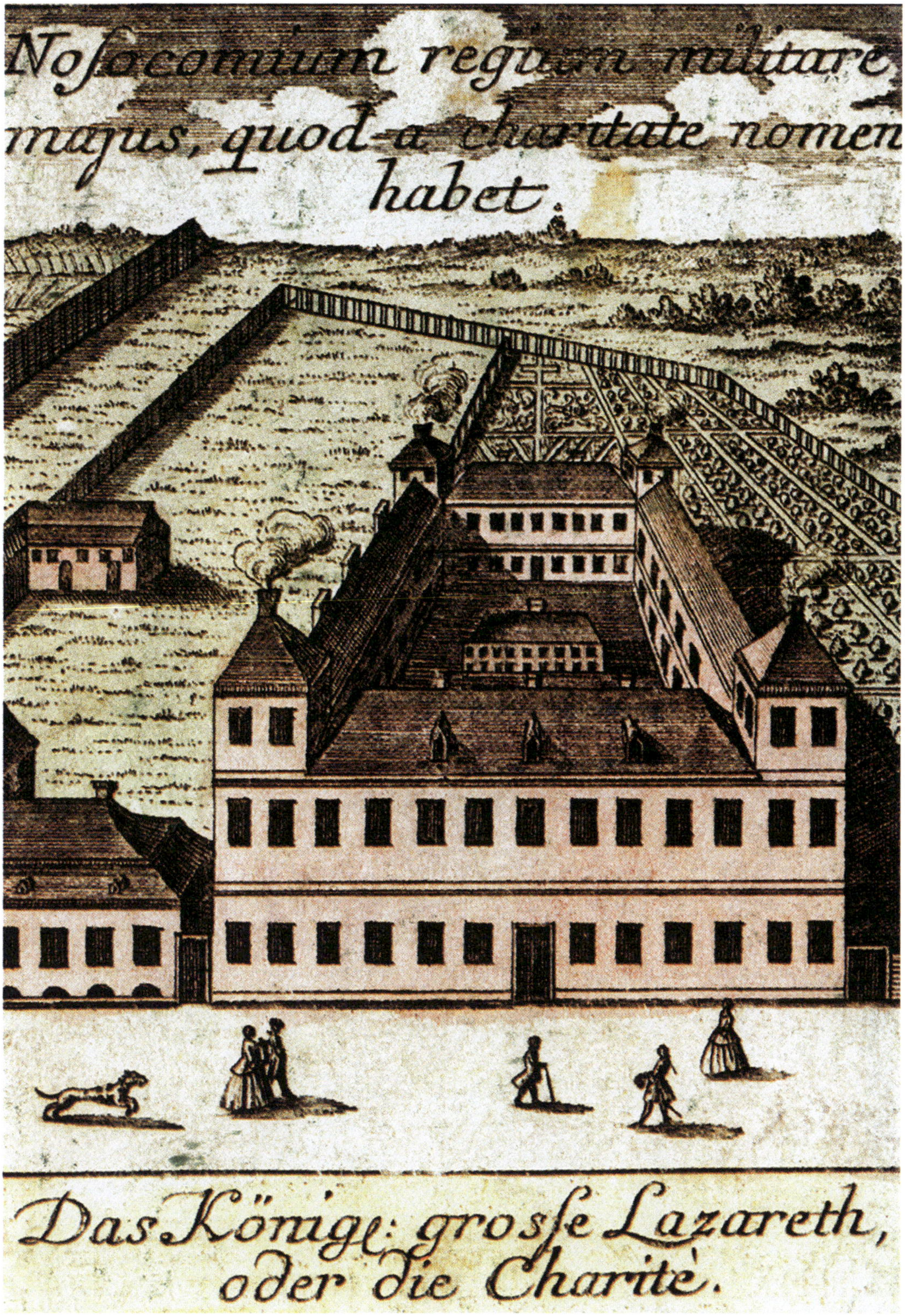
Nosocomium regium militare majus, quod a charitate nomen habet.
Das Königl: grosse Lazareth, oder die Charitè.

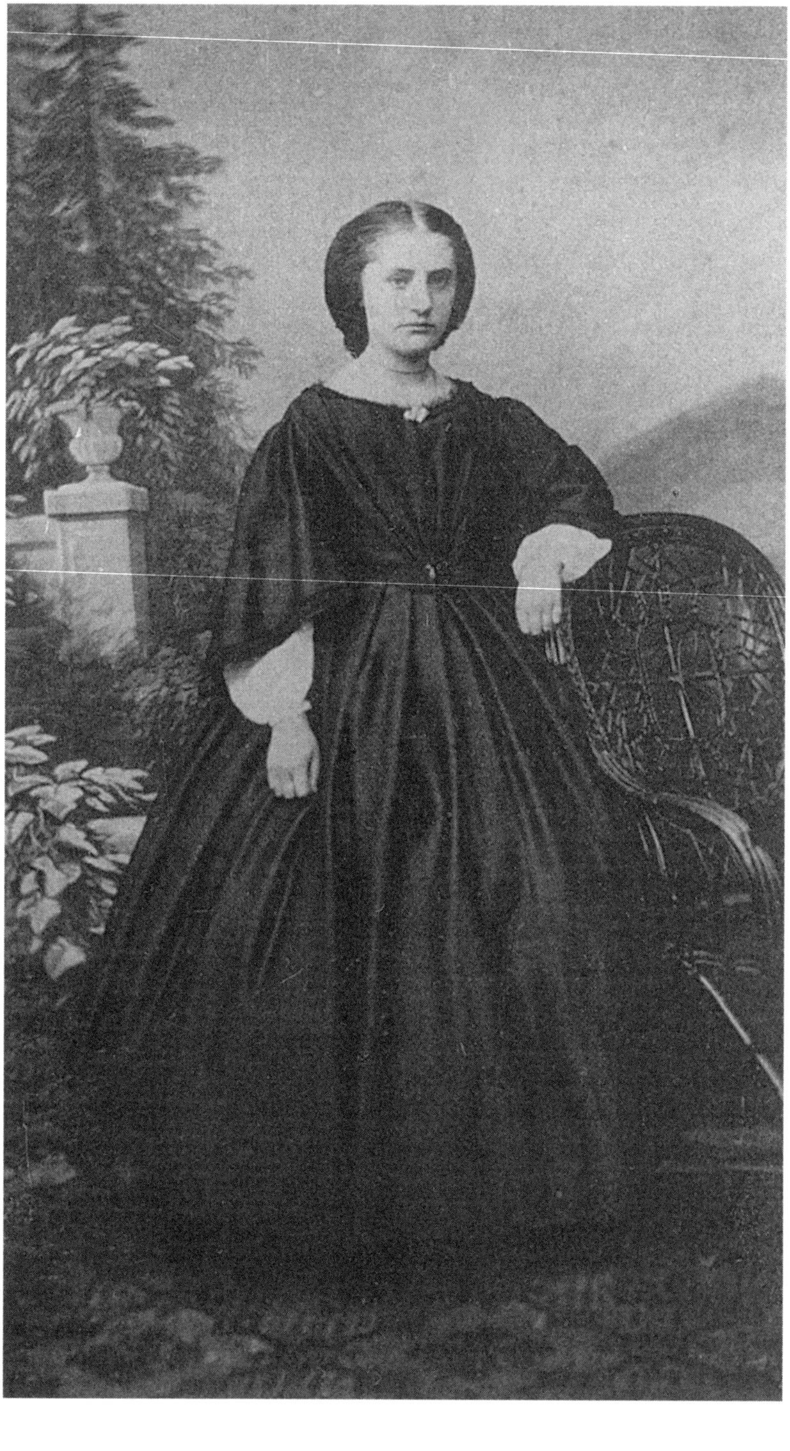

Emilie »Emmy« Fraatz im Alter von rund 20 Jahren. Robert Kochs Jugendfreundin war seine Seelenverwandte, die wie er die Natur liebte und von ihr fasziniert war.

ßere Stadt eines fremden Staates zu gelangen; ich bin zu diesem Zweck bei der russischen Gesandtschaft gewesen, habe vielfach Erkundigungen eingezogen ... aber überall war das Resultat meiner Nachfrage, daß es jetzt in Friedenszeiten außerordentlich schwierig sei, eine solche Stelle zu bekommen.« Da sich diese Option also als hinfällig erwies, hatte er deshalb schon einen anderen Plan geschmiedet: »... nämlich einige Zeit als Schiffsarzt auf einem großen Dampfschiff zu fungiren, um als solcher Verbindungen anzuknüpfen und mir eine meinem Zwecke entsprechende Stellung zu verschaffen.«

> **»Die kleinsten Lebewesen fesselten sein Interesse. Aber es fehlten noch die Methoden, um sie näher zu studieren.«**
>
> Friedrich Loeffler

Der Brief schlug bei der Familie in Clausthal wie eine Bombe ein, und wieder tagte der Familienrat mit den Biewends in Hamburg, um eine Lösung zu finden. Helene und Eduard Biewend, in Hamburg gut vernetzt, arrangierten dank ihrer Beziehungen für Robert ein Vorstellungsgespräch am Hamburger Allgemeinen Krankenhaus für eine Assistentenstelle, damit dieser erst einmal in der Großstadt bleiben konnte. Das war ein Kompromiss, den der angehende Mediziner akzeptieren konnte. Dafür musste er jedoch so schnell wie möglich das Staatsexamen ablegen. Ohne weiteres Zögern meldete sich Robert Koch deshalb in Hannover für die Prüfungen an und zeigte schon am 12. März vor dem »Königlich Hannoveranischen Ober-Medicinal-Collegium« seine Befähigung, »die Heilkunst mit Einschluß der Geburtshülfe« auszuüben. Alles im allem bestand er diese Prüfungen gerade so mit »genügend«, die Examina zur »Wundarzneikunst« (darunter fielen unter anderem Anatomie und Chirurgie) mit »gut«. Kein grandioser Abschluss, wahrscheinlich auch deshalb, wie seine Mutter vermutete, weil er »etwas Unlust überhaupt zu dem Examen« hatte. Wie damals schon beim Abitur stand Robert Koch die Enttäuschung über seine geplatzten Träume einem besseren Ergebnis im Weg.

Der Familienfrieden war damit jedoch noch nicht wiederhergestellt. Hermann Koch war enttäuscht über den Abschluss seines Sohnes, der ein glänzendes Studium absolviert hatte. Und er war zutiefst verärgert über Roberts Amerikapläne, die dieser partout nicht aufgeben wollte. Mathilde Koch versuchte mit Engelszungen, die beiden Streithähne zu versöhnen, und schließlich konnte man sich auf einen weiteren Kompromiss einigen: Robert sagte zu, sich außer in Hamburg auch im Königreich Hannover um Stellen zu bewerben. Im Gegenzug würde sich sein Vater, sobald Robert selbst genügend Geld verdient hatte und immer noch so »amerikawüthend« sei, nicht mehr gegen die Auswanderung stellen.

> **»Hoffentlich findet er nun ein bescheidenes Plätzchen im Vaterland und wir werden noch viel Freude durch seine aufblühende Häuslichkeit haben.«**
>
> MATHILDE KOCH

Doch dann kam wieder einmal alles anders: So schnell wie er sein Studium beendet hatte, so plötzlich entschloss sich Robert Koch für einen neuen Lebensweg. Während des Studiums hatte er in den Semesterferien immer auch seine Kontakte in Clausthal gepflegt. Mit Kommilitonen und Freunden unternahm er Ausflüge in die Umgebung, ging abends aus und warf selbstverständlich auch ein Auge auf die Mädchen. Picknicks an einem hübschen Ort in der Umgebung waren damals für junge Leute eine gesellschaftlich anerkannte Form, sich kennenzulernen. Bei solchen Gelegenheiten waren sich Robert Koch und seine Kindheitsfreundin Emmy Fraatz wieder nähergekommen. Man sah sich, traf sich so, wie es die gesellschaftlichen Regeln damals zuließen, genoss die alte Vertrautheit aus Kindertagen, und irgendwann war aus der einstigen »Sandkasten-« die große Liebe geworden. Tatsächlich kann man über die Anfänge dieser Liebesgeschichte nur spekulieren, denn die beiden hatten ihre Verbundenheit geschickt geheim gehalten – zumindest vor Roberts Eltern. Sie brauchten eine Bedenkzeit, bevor sie ihre Verbindung »offiziell« werden ließen. Robert war 22 Jahre alt und gerade mit seiner Ausbildung fertig, sehnte sich nach Reisen und Abenteuern und hatte viele Pläne, in die eine Ehe überhaupt nicht passte. Der 18-jährigen Emmy war klar, dass eine Ehe mit Robert bedeutete, Clausthal verlassen zu müssen. Wo der künftige Arzt einmal praktizieren würde, war zu diesem Zeitpunkt völlig unklar. Offensichtlich wog die Liebe jedoch schwerer als alle Bedenken: Anfang Mai 1866, nur wenige Wochen nach dem großen Familienkrach, verlobten sich Robert und Emmy. Bei den Kochs war man laut Mathilde »sehr überrascht, aber zugleich recht erfreut«. Sie verknüpfte mit der geplanten Heirat natürlich auch die Hoffnung, dass »Roberts abentheuerliche aufs Ausland gesteuerte Pläne alle erledigt« waren.

Dem jungen Paar blieben vorerst jedoch nur wenig Möglichkeiten für eine gemeinsame schöne Zeit. Robert erkrankte wenige Tage nach der Verlobung und litt wochenlang an typhusähnlichen Symptomen. Sobald er wieder einigermaßen auf den Beinen war, musste er Clausthal und Emmy verlassen, um im Juni seine Stelle in Hamburg anzutreten. Doch damit nicht genug: Die Auseinandersetzungen zwischen Preußen und Österreich um die Führung im Deutschen Bund hatten sich gerade in diesen Wochen zugespitzt. Der Streit zwischen den beiden Mächten um die Verwaltung von Schleswig und Holstein eskalierte schließlich am 11. Juni 1866 mit dem Einmarsch preußischer Truppen in Holstein. Als Robert

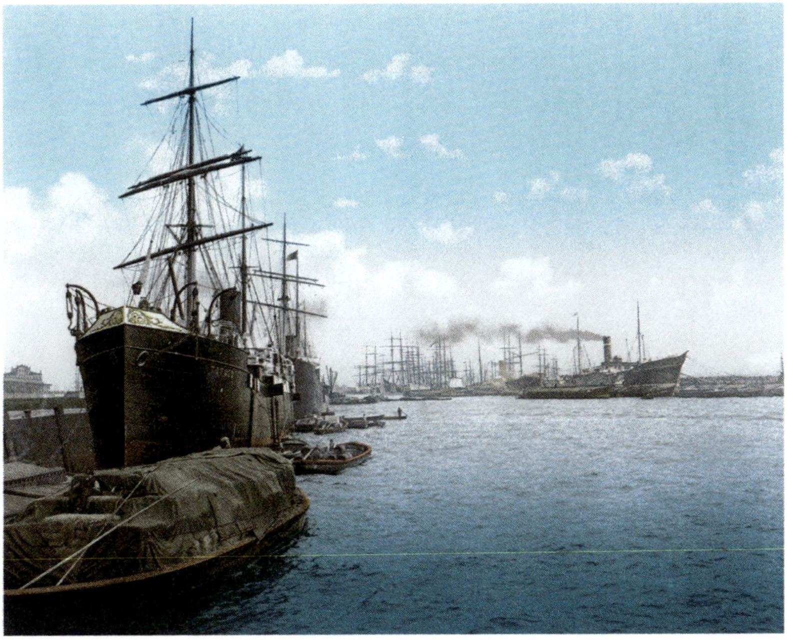

Im 19. Jahrhundert entwickelte sich der Hamburger Hafen zu einem zentralen Umschlagplatz des wachsenden Welthandels. Er war zudem Ziel von zahllosen Menschen aus Mittel- und Osteuropa, die als Auswanderer in der Neuen Welt ihr Glück suchten.

Koch am 19. Juni 1866 in Hamburg ankam, war in den beiden Tagen zuvor mit den gegenseitigen Kriegserklärungen von Österreich und Preußen der Deutsche Krieg ausgebrochen. Hamburg war ein Verbündeter Preußens, das Königreich Hannover stand jedoch auf der Seite Österreichs und des Deutschen Bundes. Robert und Emmy befanden sich somit plötzlich in zwei Staaten, die gegeneinander Krieg führten.

Robert Koch war schon damals so kurzsichtig, dass er vom Militärdienst befreit war. Er saß sicher auf seinem Posten in Hamburg, bewarb sich aber dennoch zum Dienst als Assistenzarzt in einem hannoverschen Kriegslazarett. Zum einen waren solche Stellen besser bezahlt, zum anderen hoffte er, wie er Emmy in einem seiner vielen Briefe auseinandersetzte, dort »vieles Interessantes und Lehrreiches zu finden«. Und nicht zuletzt glaubte er, dass Ärzte, die im Krieg gedient hatten, später bei der Vergabe von Praxen vorgezogen werden würden. Gerade dieser Punkt hatte jetzt deutlich an Gewicht gewonnen: Je eher er eine Praxis fand, versprach er seiner Braut, »umso eher heirathen wir …«

Bevor er jedoch auch nur einen Fuß in ein Militärlazarett setzen konnte, war der Krieg für das Königreich Hannover schon wieder zu Ende. Bereits wenige Tage nach Kriegsbeginn kapitulierte die hannoversche Armee am 29. Juni vor Preußen. In der Folge wurde Hannovers König

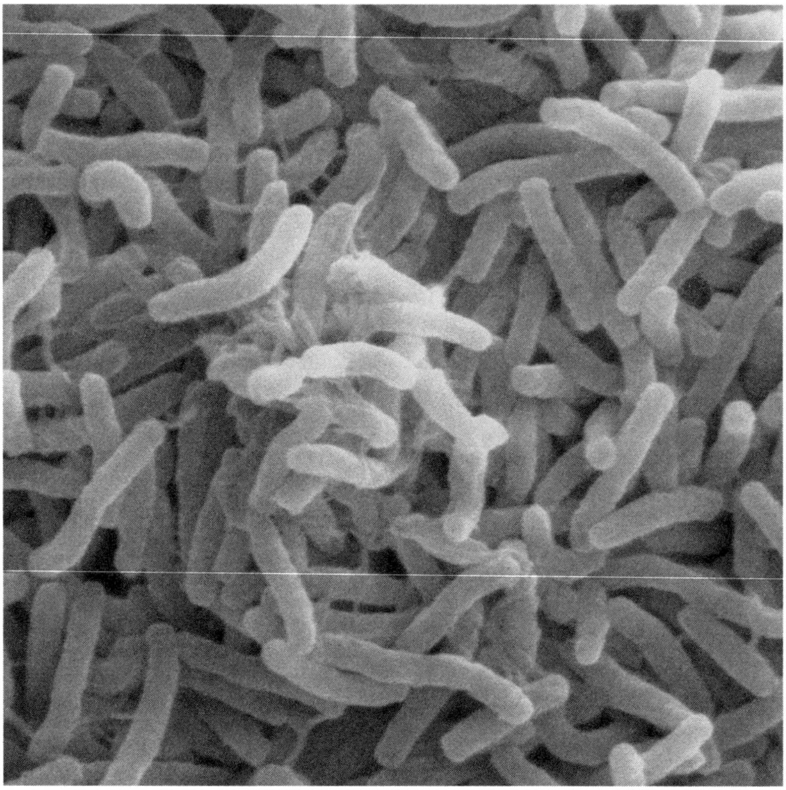

Typisch kommaförmige Cholerabakterien aus dem Dünndarm in mehrtausendfacher Vergrößerung unter dem Elektronenmikroskop. Die Krankheit wird durch das Toxin des sehr beweglichen Erregers *(Vibrio cholerae)* ausgelöst.

Georg V. abgesetzt und das Königreich Ende September 1866 zur preußischen Provinz deklariert.

Der kurze Krieg hatte für Robert Koch nichts verändert. Er behielt seine auf wenige Monate begrenzte Stelle in Hamburg, die im Nachhinein fast etwas Schicksalhaftes hatte: Bevor er die Hafenstadt wieder verließ, kam er bereits in seiner ersten Anstellung mit der Cholera in Berührung. Im Cholerajahr 1866 wurden in Hamburg die meisten Infizierten in das Allgemeine Krankenhaus gebracht, wo Robert Koch als Assistenzarzt arbeitete. Dort erlitten sie zu einem hohen Prozentsatz einen schnellen, schrecklichen Tod mit entsetzlichen Brechdurchfällen. Im Krankenhaus herrschten damals furchtbare, heute kaum mehr vorstellbare Zustände – eindrückliche Erfahrungen, die den jungen Mann zutiefst prägten. Als Arzt konnte er nicht viel helfen, und um nicht an der Machtlosigkeit der Medizin zu verzweifeln, stürzte er sich neben seiner Arbeit in die Erforschung der Krankheit. Und wie so oft war es sein Onkel Eduard Biewend, der ihn dazu ermunterte und ihn unterstützte. Stundenlang untersuchte

Robert Koch Cholera-Präparate unter dem Mikroskop. Möglicherweise sah er damals schon den Erreger der Cholera, den er jedoch nicht als solchen erkannte – und als Anfänger und ohne lange Vergleichsstudien auch nicht erkennen konnte. Im August 1866 fertigte er eine Zeichnung an, auf der Gebilde, die dem Cholera-Erreger sehr ähnlich sehen, sorgfältig dargestellt sind. Die Zeichnung erschien ihm wichtig genug, um sie aufzuheben, es ist aber fraglich, ob er sie während seiner späteren Cholera-Forschungen wieder zur Hand nahm.

»Nach Beendigung des Studiums habe ich jede Gelegenheit zu wissenschaftlichen Arbeiten wahrgenommen.«

Robert Koch

Die Konzentration auf die wissenschaftliche Arbeit half ihm auch, die verstörenden Eindrücke, die auf ihn einströmten, zu verarbeiten – manchmal vergaß er darüber sogar seine Umgebung: Sein Cousin Robert Biewend, der ihn damals im Allgemeinen Krankenhaus besuchte, erinnerte sich Jahre später noch »mit Schaudern« an die Arbeitsstätte seines Vetters. Dort traf er ihn »mit der Untersuchung des Darminhaltes der Cholera-Kranken und Leichen beschäftigt ... während auf einem nicht weit davon entfernten Tische das ›Kernfutter‹ seiner wartete.« Das »Kernfutter« war die kostenlose Verpflegung der Assistenzärzte. Sie fiel, was Robert Koch nach der mageren Ernährung in seiner Göttinger Studentenzeit erfreute, ziemlich üppig aus: dreimal täglich Fleisch, mittags Wein und ansonsten Selterswasser und Bier ohne Begrenzung. Alkoholverbot am Arbeitsplatz war damals noch kein Thema.

Die Arbeit im Krankenhaus wurde erträglicher, als Emmy, die in Hamburg eine verheiratete Schwester hatte, sich einige Zeit zu Besuch in der Stadt aufhielt. Auf langen Spaziergängen planten sie ihre gemeinsame Zukunft. Das Leben als Landarzt schien Robert mit Emmy an seiner Seite jetzt zwar verlockend, doch sein Fernweh war deswegen nicht verschwunden. Beharrlich versuchte er seine Verlobte von seinen Ideen zu überzeugen. Immer wieder endeten ihre gemeinsamen Ausflüge »zufällig« am Hamburger Hafen, in dem sich in jenen Jahren täglich Menschen aus halb Europa zur Abfahrt in die Neue Welt drängelten. So wie er Emmy in ihrer Kindheit mit seiner Naturbegeisterung mitgerissen hatte, versuchte er sie nun für das Abenteuer »Auswandern« zu begeistern und schilderte ihr »mit lebhaften Farben die Seefahrt und das Leben in Amerika«, wie sie später erzählte. Doch wie Roberts Mutter Mathilde, die es in Frankreich nicht ausgehalten hatte, konnte auch Emmy nicht zum Auswandern bewegt werden. Militärarzt, Schiffsarzt, Reisen, Abenteuer, Forschung, Emigration – alle Pläne wurden ad acta gelegt. Für Emmy war Robert Koch bereit, seine bisherigen Träume aufzugeben.

Auf Umwegen

Erfahrungen als junger Provinz- und Militärarzt

Von Hamburg aus hatte Robert Koch sich erfolgreich um eine neue Stellung bemüht. Im Oktober 1866 wurde er in Langenhagen bei Hannover als »Orts- und Anstaltsarzt« in der Erziehungs- und Pflegeanstalt für geistig behinderte Kinder angestellt, zu einem Fixum von 250 Talern jährlich, mit freier Kost und Logis. Nebenbei baute er eine Privatpraxis auf.

»Eines Tages wird der Mensch den Lärm ebenso unerbittlich bekämpfen müssen wie die Cholera und die Pest.«

Robert Koch

Mit geliehenen Möbeln richtete er sich seine erste eigene Wohnung ein, und schon bald war der junge Doktor in der Anstalt und mit seiner Praxis gut beschäftigt. Nach wenigen Monaten borgte er sich von Eduard Biewend Geld für ein Pferd, um auf den teilweise moorigen Wegen besser und schneller zu seinen Patienten kommen zu können. Diese Anschaffung war auch unter dem Marketingaspekt eine weise Entscheidung, denn in der Achtung der Bauern stieg er damit laut eigener Aussage »um wenigstens hundert Procent«.

Die Praxis in Langenhagen lief so gut, dass die Zukunft erst einmal gesichert schien. Nach über einem Jahr Verlobungszeit konnten Robert Koch und Emmy Fraatz am 16. Juli 1867 heiraten. Die Trauung vollzog Emmys Vater, Generalsuperintendent Wilhelm Fraatz, in der Kirche am Clausthaler Marktplatz. Die Hochzeit war ein gesellschaftliches Ereignis in der Stadt. Am Polterabend führten Bergknappen ein Peitschenkonzert auf, und zur Trauung war die Kirche bis zum letzten Platz besetzt. Die Flitterwochen fielen jedoch aus, weil Robert noch am Tag der Hochzeit zu einem schwerkranken Patienten nach Langenhagen zurückfahren musste. Dort zogen Emmy und Robert in eine Siebenzimmerwohnung in einem Bauernhaus, wo sie eine glückliche Zeit verbrachten.

Robert Koch war damals ein miserabler Reiter, und hin und wieder machte er auf dem Weg zu Patienten unliebsame Bekanntschaft mit dem Erdboden. Wenn dem extrem Kurzsichtigen dabei die Brille kaputtging, hatte er keine Chance, seinen Weg nach Hause zu finden. Manchmal musste Emmy, in der Dunkelheit mit einer Laterne bewaffnet und von Helfern unterstützt, ausrücken, um ihren Mann zu suchen. Einmal fanden sie ihn in einem Straßengraben, aus dem er ohne seine Brille nicht herausfand. Schließlich schafften sie sich einen Pferdewagen an, der Roberts Gesundheit ebenso schonte wie Emmys Nerven. Auf dem Wagen

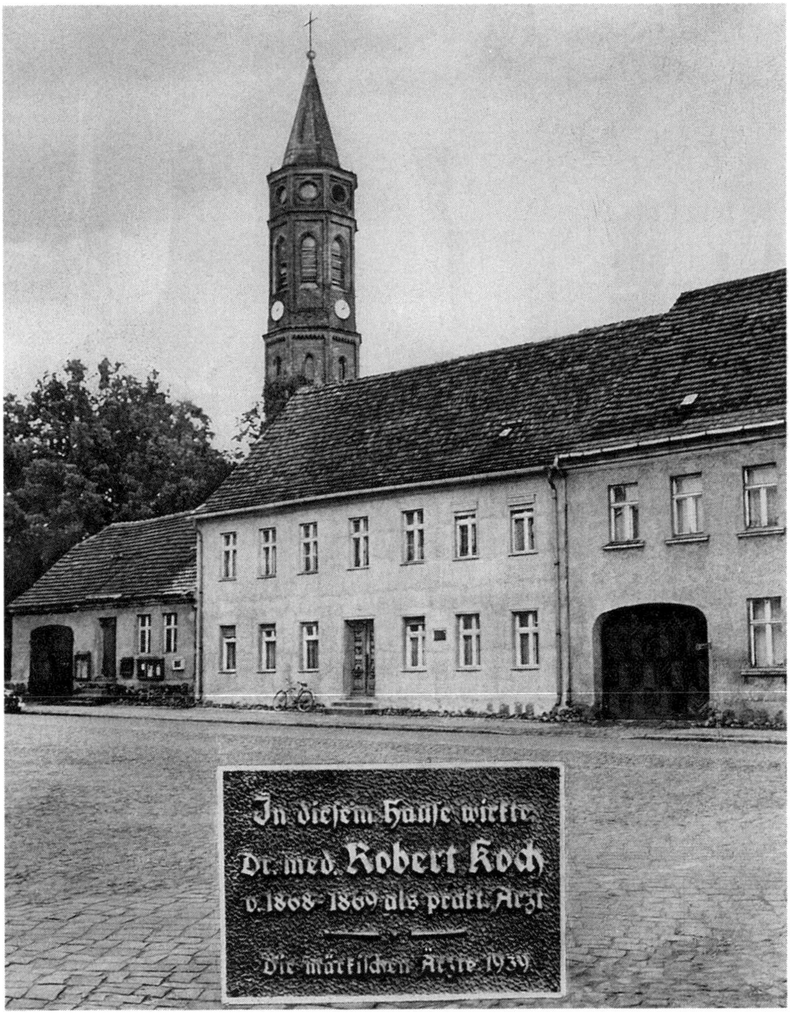
In diesem Hause wirkte
Dr. med. Robert Koch
v. 1868-1869 als prakt. Arzt
Die märkischen Ärzte 1939

In dem brandenburgischen Städtchen Niemegk eröffnete Robert Koch als junger Arzt seine dritte Praxis. Sie lief so schlecht, dass der frischgebackene Familienvater einen Bankrott erlitt.

begleitete Emmy ihren Mann bei Krankenbesuchen, und zusammen unternahmen sie damit Ausflüge. Wie in ihrer Kindheit waren die beiden wieder unterwegs, um die Natur zu erkunden. Gemeinsam sammelten sie Pflanzen oder schöpften aus Sümpfen Wasser, um es unter dem Mikroskop zu untersuchen.

Das gute Leben dauerte nur ein knappes Jahr: Im Mai 1868 erfuhr Robert Koch, dass seine Stelle in der Anstalt Kürzungen zum Opfer fallen werde. Es wurde ein neuer Direktor eingestellt, der gleichzeitig auch Arzt war. Diese Konkurrenz im Dorf machte es dem Ehepaar unmöglich, allein von Roberts Privatpraxis zu leben. Dem Ganzen scheinen aber auch Auseinandersetzungen zwischen Koch und der Anstaltsleitung vorausgegangen zu sein, weil Robert laut Emmy »wohl seine Pflicht tat, aber doch nicht immer zu haben war, wenn die Anstalt ihn brauchte«. Er war lieber mit seiner jungen Frau und häufig für seine Praxis unterwegs. Nun fingen

1871 bescheinigte die Provinzregierung in Posen dem knapp 28-jährigen Robert Koch, sich als »wissenschaftlich gebildeter Arzt einen guten Ruf, das Vertrauen seiner Kranken und die Achtung seiner Kollegen« erworben zu haben.

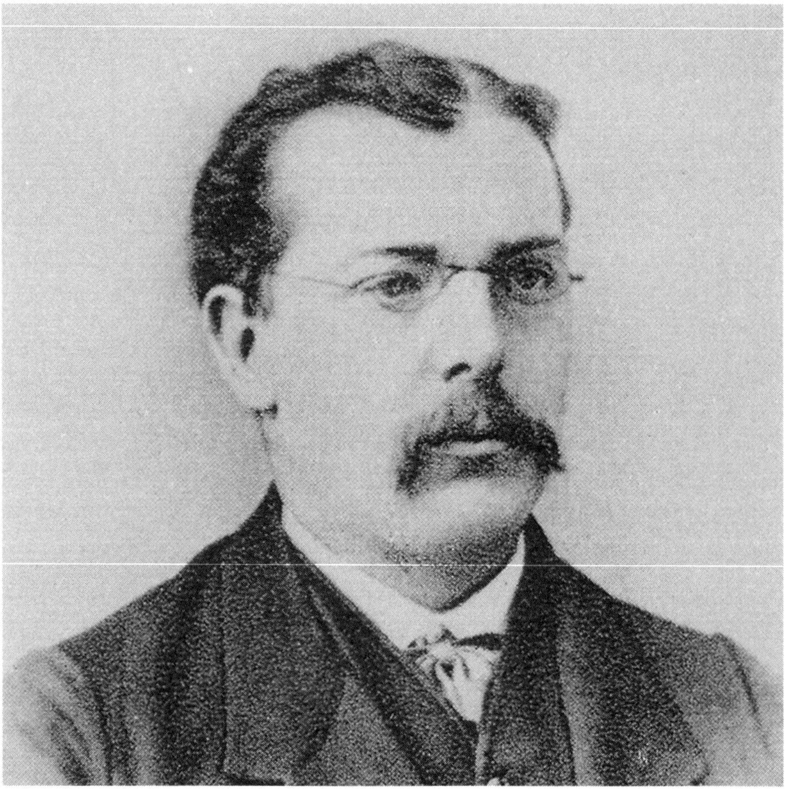

die Sorgen über Roberts berufliche Zukunft und über die Finanzierung seiner künftigen Familie von vorne an – denn Emmy erwartete mittlerweile ein Kind.

Da das Königreich Hannover nach dem Krieg von 1866 preußische Provinz geworden war, konnte Robert Koch nun in ganz Preußen auf Stellensuche gehen. Schnell entschied er sich für Braetz, einen Ort östlich von Frankfurt an der Oder (heute Brójce). Schon im Juni 1868 zogen die beiden um. Emmy ging nach Clausthal, wo sie auf die Geburt des Kindes wartete. Robert übernahm die Praxis in Braetz und hoffte auf eine glückliche Wendung der Dinge – umsonst. Braetz war die falsche Wahl gewesen, weil die Verdienstmöglichkeiten dort weitaus geringer waren als er es sich vorgestellt hatte. Nach diesem Fehlschlag landete er schließlich Ende August in Niemegk, einem verschlafenen Städtchen in Brandenburg, rund 90 Kilometer südwestlich von Berlin.

Nur wenige Tage später, am 6. September 1868, kam in Clausthal Emmys und Roberts Tochter Gertrud zur Welt. Die beiden waren überglücklich, als ihre kleine Familie im Dezember 1868 in Niemegk wiedervereint war. Mit zärtlicher Begeisterung verfolgten sie sämtliche Entwicklungsschritte ihres geliebten Trudchens. Trotz aller finanzieller Schwierigkeiten durften am ersten gemeinsamen Weihnachten Geschenke für das Baby nicht fehlen, »nämlich ein paar Hampelmänner, eine kleine Schaukel mit einem rothen und einem blauen Jungen, welche ihr namentlich Vergnügen machen, und eine kleine Klapper«, wie Robert an seine Eltern schrieb.

> **»Menschenleben werden im Krieg fast gar nicht geachtet, auch wo man durch geringe Rücksichten dieselben erhalten könnte.«**
>
> Robert Koch

Emmy und Robert setzten zu dieser Zeit große Hoffnungen in die Praxis in Niemegk, die sich jedoch schon wenige Monate später zerschlagen hatten. »Es geht uns ungeheuer schlecht, wir müssen uns furchtbar einschränken und dabei doch noch sorgen, ob wir durchkommen. Ich berede Robert immer von hier fortzugehen, denn es muß doch noch bessere Stellen geben, aber Robert hat allen Glauben daran verloren, und hat wieder die Idee, ins Ausland zu gehen.« Es war ein Hilferuf, den Emmy Koch im Frühjahr an ihren Vater schickte. Schwanken zwischen Resignation und Auswanderungsplänen – erneut haderte Robert Koch mit seiner eingeschlagenen Laufbahn. Wieder gingen Briefe hin und her, unterstützend, mahnend, aufbauend. Niemegk hatte sich als finanzieller Fehlschlag erwiesen. Wahrscheinlich war Robert Koch bei der Beschreibung der Verdienstmöglichkeiten der Praxis belogen worden, denn bei den Einheimischen hatte ein akademischer Mediziner einen schweren Stand. Sie wandten sich mit ihren Beschwerden lieber wie eh und je an sogenannte Heilgehilfen, die per Gesetz sogar kleine chirurgische Eingriffe ausführen durften. Mit dieser Konkurrenz hätte der junge Doktor vielleicht leben können, wenn nicht sein Temperament mit ihm durchgegangen wäre. Im Wirtshaus »Zur Grünen Eiche«, wo er im Kegelverein »Ressource« Mitglied war, geriet er in einen heftigen Streit mit dem Bürgermeister Schüler. Schüler beleidigte Koch so schwer, dass ihn dieser ohrfeigte. Vor Gericht bekam Robert Koch zwar später recht – Schüler musste fünf Taler Geldstrafe zahlen und die Gerichtskosten übernehmen –, doch auf den Aufbau seiner Privatpraxis wirkte sich der Vorfall verheerend aus: Die Patienten blieben aus. Robert Koch hatte in Niemegk letztendlich keine Chance. Schließlich zog er deprimiert die Konsequenz und eröffnete die dritte Arztpraxis innerhalb eines Jahres: in Rakwitz in der damaligen preußischen Provinz Posen, der heutigen Kleinstadt Rakoniewice im westlichen Polen.

Rakwitz erwies sich – endlich! – als Glücksgriff. Es war eine kleine Stadt mit rund 2500 Einwohnern und einem weiten Hinterland, in dem

> **»Alles Romantische, was der Krieg für denjenigen hat, der ihn nur aus Büchern kennt, verliert sich gegen die unzähligen Schattenseiten desselben, die man nur auf dem Kriegsschauplatze selbst zu erfahren Gelegenheit hat.«**
>
> Robert Koch

ein Arzt reichlich Beschäftigung fand. Und auch das Fernweh, das die Träume des jungen Familienvaters immer wieder bestimmte, wurde etwas befriedigt. Rakwitz bot ihm eine spannende Umgebung, die ihn in ihrer Multikulturalität faszinierte. »Juden, Protestanten, Katholiken, Deutsche und Polen, alles ist kunterbunt durcheinander gemischt. Da ich natürlich die polnische Sprache nicht verstehe, so habe ich ein Dienstmädchen gemiethet, die fertig deutsch und polnisch spricht und mir dolmetschen muß ...«, schrieb er im August 1869 an seine Familie. Weniger begeistert war er jedoch von dem Wein, der dort angebaut wurde und den er »seinem Geschmack nach noch unter dem Grünberger stehend« fand – kein Vergleich mit dem französischen Rotwein aus dem Keller seines Vaters!

Die Praxis entwickelte sich gut, auch wenn sie viel Arbeit bedeutete. Immer wieder wurde Robert Koch nachts von den Bauern, die tagsüber dazu keine Zeit hatten, auf ungemütlichen Leiterwagen zu Patienten gefahren, oft war er rund um die Uhr beschäftigt. Aber auch das gesellschaftliche Leben kam nicht zu kurz, man ging aus und lud Besuch ein. Das Haus in Rakwitz richtete sich die kleine Familie so ein, wie sie es liebte: mit vielen Tieren. Hunde und Katzen gehörten ebenso zum Haushalt wie ein Taubenschlag, Bienenstöcke und sogar ein Rudel junger Füchse in einem Zwinger. Emmy und Robert erlebten schöne Monate, bis im Juli 1870 der Deutsch-Französische Krieg ausbrach.

Robert Koch meldete sich als freiwilliger Militärarzt bei der Heerverwaltung. Die Praxis sollte, so versprach man ihm, in seiner Abwesenheit nicht anderweitig vergeben werden. Auch Hugo, Albert und Ernst stießen zur Armee, alle anderen Koch-Brüder waren bereits nach Amerika ausgewandert. Es ist aus heutiger Sicht nicht ganz nachvollziehbar, warum sich Robert Koch trotz Familie und gutgehender Arztpraxis freiwillig meldete. Vielleicht aus einer »patriotischen Überzeugung«, wie sie damals üblich war, vielleicht aus Karrieregründen, wahrscheinlich wollte er helfen und vielleicht – die Vermutung liegt nahe, dass dies eine Rolle gespielt hat – wollte er beim »Abenteuer Krieg« einfach dabei sein und nach Frankreich fahren.

Robert erlebte den Krieg als Lazarettarzt. Hugo, Ernst und Albert nahmen an Schlachten teil. Robert hatte beständig Angst um seine Brüder und kümmerte sich um sie, soweit es in seinen Möglichkeiten stand. Albert hatte schon als 15-Jähriger als Schiffsjunge angeheuert und war nach Clausthal zum Studium an der Bergakademie zurückgekehrt. Er

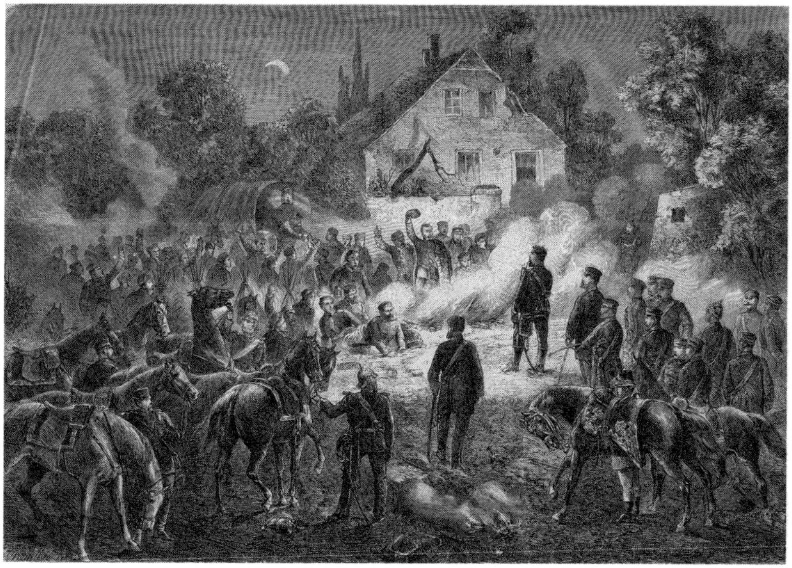

Der Deutsch-Französische Krieg von 1870/71 – hier 1871 Truppen bei Gorze – war ein einschneidendes Erlebnis für Robert Koch. Ihn entsetzte die schlechte Versorgung der Verwundeten in den Lazaretten.

hatte auf seinen Weltreisen wohl schon brenzlige Situationen erlebt, war an Waffen gewöhnt und nahm den Krieg relativ gelassen. Ernst wirkte hingegen auf Robert traumatisiert. Und auch Robert selbst war schockiert, als er zwischen Gorze und Rezonville erstmals auf ein Schlachtfeld traf, wo der Leichengeruch der bereits begrabenen Toten noch in der Luft hing. Entsetzt war er über die Zustände in den Lazaretten, in denen Typhus und Ruhr grassierten und die Verletzten unter schrecklichen Bedingungen häufig an Wundinfektionen starben. Nach eigener Aussage lernte er dort mehr, als wenn er noch »ein halbes Jahr eine chirurgische Klinik besucht hätte« – auch, dass im Krieg ein Menschenleben keinen Wert hat. Seinen Brüdern schärfte er deshalb ein, ihn sofort zu benachrichtigen, wenn sie krank oder verletzt seien. Dies war wichtig, da er, wie er seinen Eltern beruhigend schrieb, »stets Gelegenheit habe, sie besser unterzubringen und zu versorgen, im Nothfall auch wegbringen zu können, als es sonst mit ihnen der Fall wäre«.

Das Leben im Krieg bestand für Robert Koch, wie er selbst schrieb, aus »Entbehrungen und Strapazen«, und seine möglichen Vorstellungen von militärischer Romantik waren sehr schnell verflogen. Er war deshalb nicht unglücklich, dass ihn der Magistrat von Rakwitz als Arzt zurückforderte und er im Januar 1871 die Armee noch vor Ende des Krieges wieder verlassen konnte. Die Idee, als Militärarzt die Welt kennenzulernen, hatte er offensichtlich für immer aufgegeben.

Durchbruch in Wollstein

Die Entdeckung des Milzbrand-Erregers

Auf dem Heimweg von Frankreich besuchte Robert Koch im Januar 1871 seine Eltern in Clausthal. Es war ein trauriges Treffen, obwohl die Eltern glücklich darüber waren, dass der erste ihrer Söhne unverletzt aus dem Krieg heimkehrte. Mathilde Koch war schwer erkrankt und Robert sah in diesen Tagen seine Mutter, der er immer sehr nahegestanden hatte, zum letzten Mal. Mit nur 52 Jahren starb sie am 13. April 1871, wahrscheinlich an einer Lungenentzündung.

»Meine Mutter und ich interessierten uns sehr für alles, was mein Vater uns zeigte.«

Gertrud Koch

Aufgewühlt durch den Verlust, bewegt durch die Erlebnisse im Krieg und seine Tätigkeit in den Lazaretten, empfand er in seiner Praxis in Rakwitz eine tiefe Unruhe. Die Arbeit als Landarzt machte ihm Spaß und die vergleichsweise sichere finanzielle Situation erleichterte ihn, aber der Ehrgeiz hatte ihn wieder gepackt. Die einzige Karrierechance, die ihm in dieser Situation offenstand, war die Übernahme eines sogenannten Kreisphysikats. Als Kreisphysikus würde er neben seiner Praxis ein regelmäßiges Einkommen erhalten. Darüber hinaus würde sein Arbeitsbereich um interessante Aufgaben erweitert, die mit denen eines heutigen Gesundheitsamtes vergleichbar waren.

Und wieder hatte Robert Koch Glück. Der Physikus des Kreises Wollstein war versetzt worden, und so hatte sich überraschenderweise eine freie Stelle ergeben. Rakwitz lag nur wenige Kilometer von der Kreisstadt Wollstein, dem heutigen Wolsztyn in Westpolen, entfernt, und Robert Koch hatte sich auch dort schon einen guten Ruf bei Patienten erarbeitet. Tatsächlich hatten wohl Einwohner der Stadt den zuständigen Landrat, Freiherr von Unruhe-Bomst, darum gebeten, Robert Koch als Kreisphysikus zu übernehmen. Im Februar 1872 stellte er sich bei Unruhe-Bomst vor, der ihm Unterstützung bei seiner Bewerbung zusagte. Und auch die Kreisstände und der Wollsteiner Magistrat schrieben an den zuständigen Kultusminister und baten darum, Koch die Stelle zu übertragen. Die Besetzung war dringlich, weil in der Region Masern und Pocken grassierten und das Krankenhaus der Stadt in der Zwischenzeit nur von einem ortsansässigen Arzt betreut wurde. Und wie es sich Robert Koch erhofft hatte, war ihm in dieser Lage sein militärischer Einsatz von Nutzen: »Schließlich erlauben wir uns noch zu bemerken, daß Herr Koch in den verflossenen beiden Kriegsjahren freiwillig als Arzt in den deutschen Militair-Lazare-

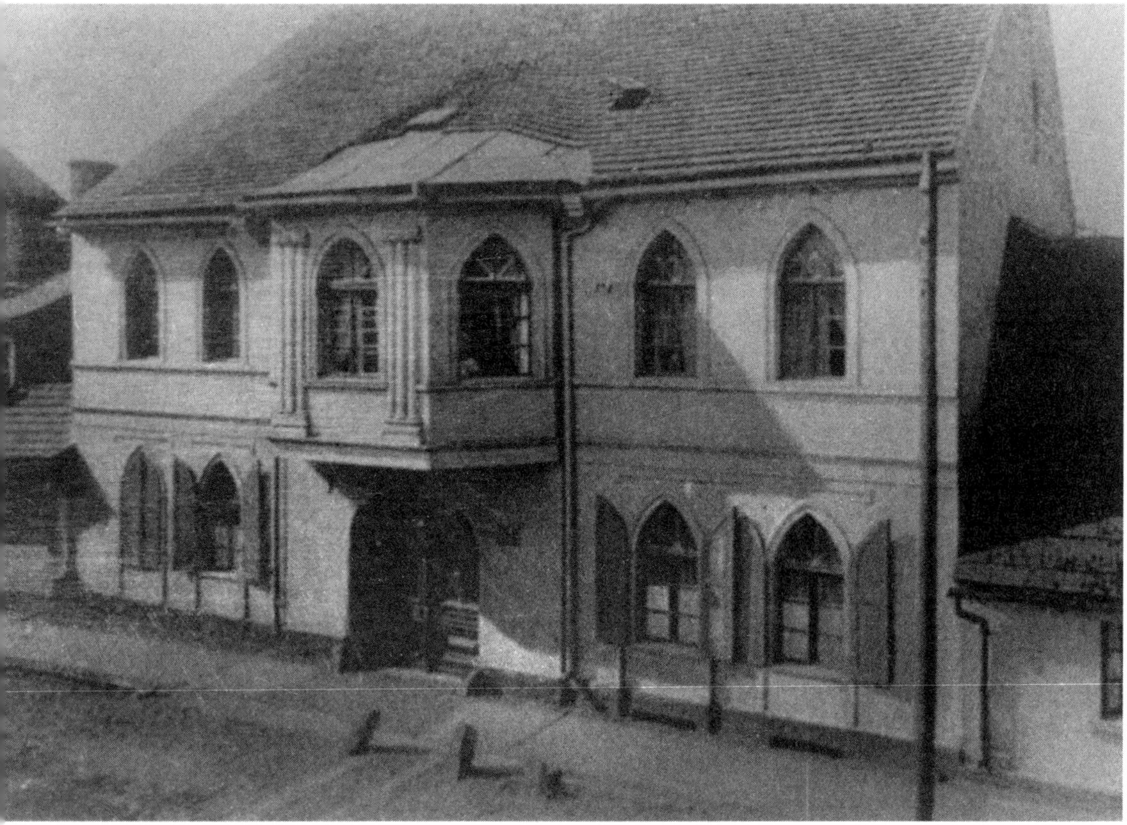

Im April 1872 zogen die Kochs in den ersten Stock dieses Wollsteiner Wohnhauses. Ein großes Zimmer zum Hof diente als Behandlungsraum, die Diele wurde als Wartezimmer genutzt. Heute ist in dem Haus das Robert-Koch-Museum untergebracht.

then in Frankreich thätig gewesen ist, ein Umstand, der vielleicht geeignet erscheinen könnte, unsere Bitte, bei welcher uns nicht das Interesse des vorgeschlagenen Kandidaten, sondern nur das von Stadt und Land geleitet hat, zu unterstützen«, schrieb der Wollsteiner Magistrat an den preußischen Kultusminister Falk.

Robert Koch hatte bereits im Dezember 1871, ohne von der freien Stelle in Wollstein zu wissen, die schriftliche Physikatsprüfung abgelegt. Dabei hatte er zwei Themen zu bearbeiten: »1. Über die Commotio cerebri [Gehirnerschütterung] und ihre gerichtsärztliche Begutachtung im Vergleich zu verwandten Zuständen« und »2. Ueber die Stellung des Gerichtsarztes in Beziehung auf die Entscheidung der Frage über die Zurechnungsfähigkeit«. Beide Arbeiten wurden Ende Februar 1872 mit »sehr gut« bewertet, und schon im März standen die mündlichen Prüfungen an. Vor der Berliner Prüfungskommission musste er eine Verletzung begutachten, eine Leiche obduzieren, bei der Verdacht auf eine Vergiftung bestand, sowie eine Reihe von medizinischen Fragen beantworten. Koch nahm alle Prüfungshürden, sodass er bereits am 19. April seine Bestallung zum Kreisphysikus erhielt. Noch im selben Monat zog die Familie nach Wollstein in eine Wohnung mit viereinhalb Zimmern um.

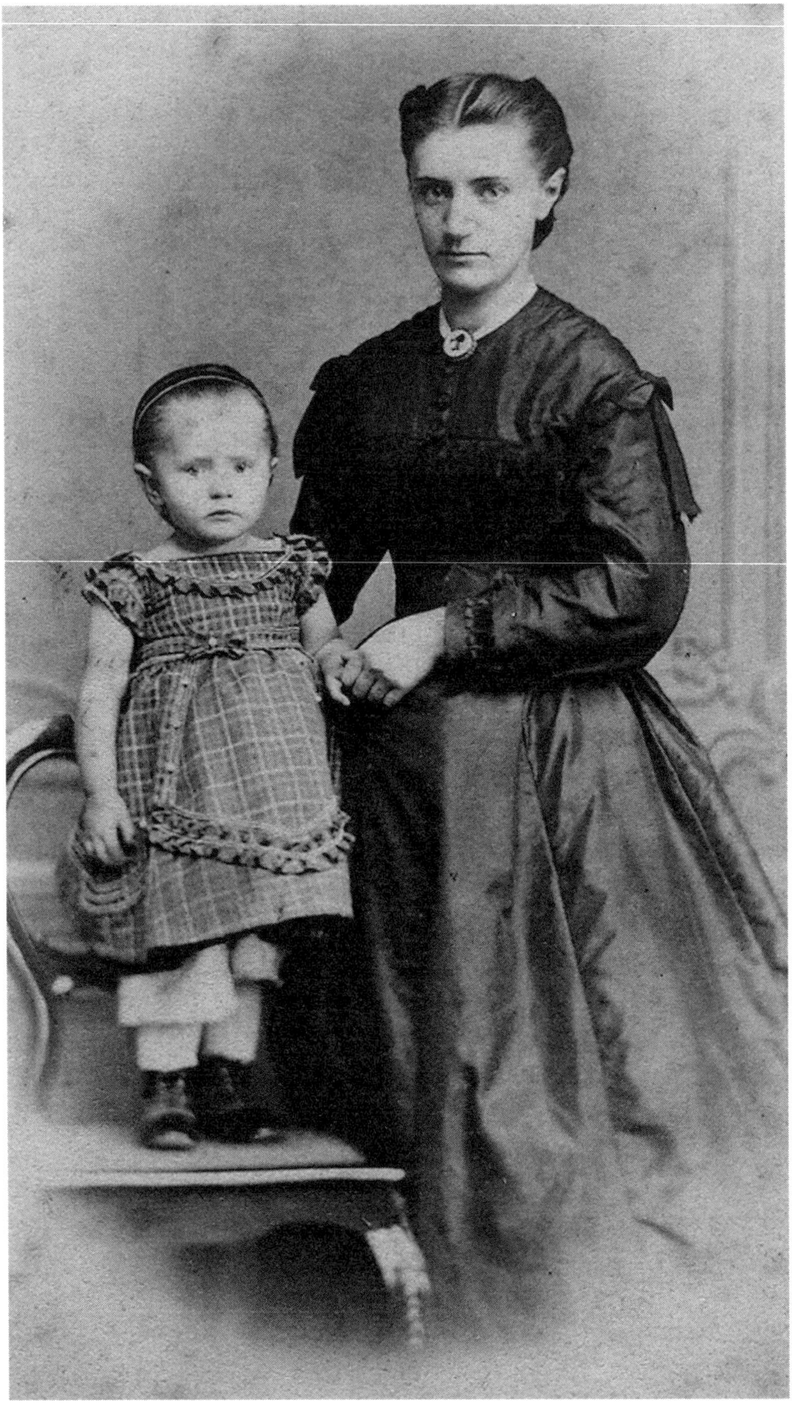

Emmy und Gertrud Koch um 1870. Für Gertrud waren die Jahre in Wollstein ein »einziger Sonnentag«. Sie wuchs dort mit zwei Affen, einem Dackel und einem zahmen Hahn auf, der Robert Koch auf seinen Rundgängen im Garten nachlief.

Die Jahre in Wollstein waren sicherlich eine gute Zeit für Robert Koch. Er war als Arzt beliebt, die Praxis lief gut und seine Einkünfte ermöglichten seiner Familie ein relativ sorgenfreies Leben. Der Weinkeller war immer voll mit guten ungarischen Weinen, die Patienten zahlten oft mit Naturalien, sodass die Speisekammer stets mit Wild und anderen Lebensmitteln gefüllt war, und für die Fahrten im Winter über Land zu den Bauern im Umkreis konnte er sich einen Pelzmantel anschaffen. Es war ein erfülltes Leben auch für Emmy, die in die Arbeit ihres Mannes einbezogen war. Sie organisierte die Praxis und das Familienleben. Um ihren Mann zu entlasten, fühlte sie oft bei den Patienten vor, ob diese ernstlich erkrankt waren oder einfach nur Aufmerksamkeit vom Doktor erhalten wollten.

»Nicht vielen Kindern werden die Augen für die Wunder und Schönheiten der Natur so geöffnet worden sein, wie mir durch meinen begeisterten unermüdlichen Vater.«

Gertrud Koch

Als Kreisphysikus musste Robert Koch neben seiner wachsenden Praxis zwei Krankenhäuser in Wollstein betreuen, Gerichtsgutachten schreiben, Atteste ausstellen, Impfungen ausführen, Seuchen feststellen und sich ganz allgemein um das Gesundheitswesen im Landkreis kümmern. Trotzdem blieb ihm Zeit, um mit seiner Familie Ausflüge zu unternehmen. Es machte ihm Spaß, auch seine Tochter für die Natur zu begeistern – Gertrud durfte mit einer ganzen Menagerie aufwachsen. Und nicht zuletzt waren die Kochs in das gesellschaftliche Leben des Städtchens fest eingebunden.

In dieser Zeit, als sein Leben erfolgreich in geordneten Bahnen verlief, dehnte Robert Koch seine Interessen weiter aus und begann sich auch für Archäologie zu interessieren. In der Umgebung von Wollstein liegen Relikte von altslawischen Siedlungen, die bei der Bevölkerung »Schwedenschanzen« hießen. Dort fand man schon vor Kochs Zeiten Scherben, Tongefäße und andere Artefakte sowie in der weiteren Umgebung Skelette und Urnen. Robert Koch sammelte solche Fundstücke, die er zu Hause aufbewahrte und zusammen mit seiner Familie begutachtete. Für diese archäologischen Stätten interessierte sich auch Rudolf Virchow, der zu jener Zeit der bekannteste und wohl auch einflussreichste Mediziner in Preußen war. Für Koch, der in seiner Berliner Studienzeit Vorlesungen Virchows gehört hatte, war es bestimmt ein interessantes Erlebnis, als der berühmte Kollege 1875 nach Wollstein kam, um einen slawischen Burgwall zu besichtigen. Zusammen mit Virchow und einer ganzen Reihe von weiteren Teilnehmern erkundeten Emmy und Robert Koch mit Schäufelchen bewaffnet die archäologische Stätte. Die Archäologie machte ihm so großen Spaß, dass er kurz nach diesem Ausflug 1876 der Berliner Gesellschaft für Anthropologie, Ethnologie und Urgeschichte beitrat.

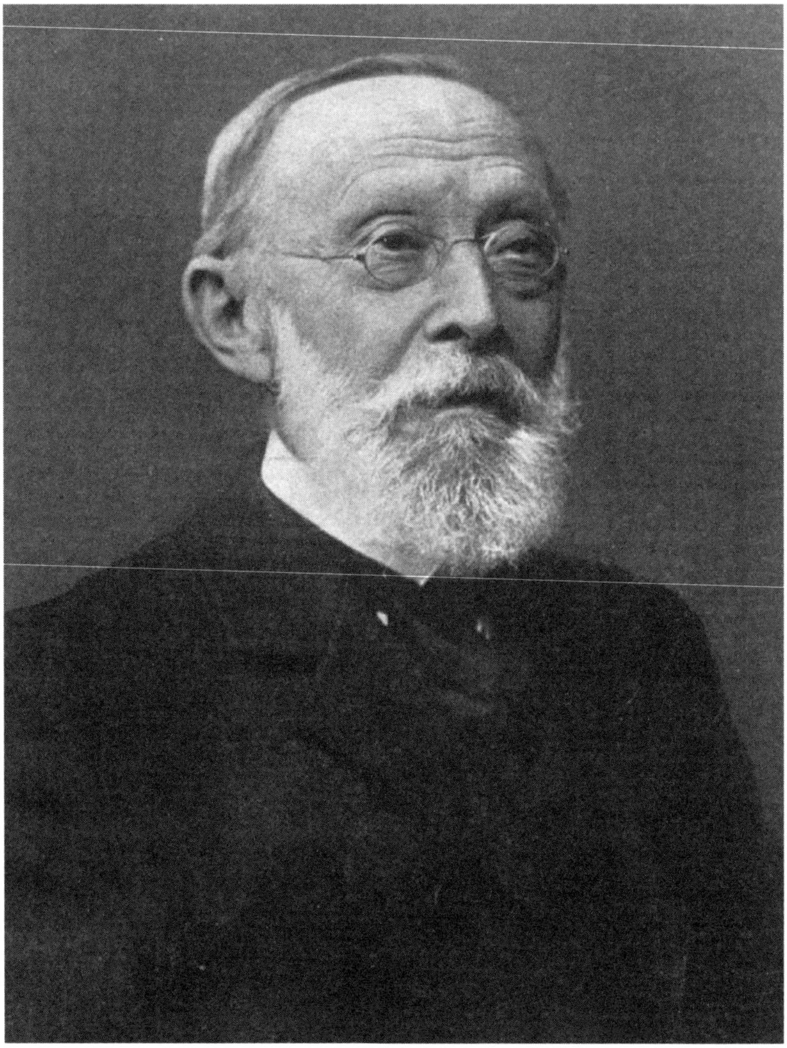

Rudolf Virchow gilt heute als eine der wichtigsten Persönlichkeiten in der Medizingeschichte. Der sozialpolitisch stark engagierte Wissenschaftler stand der neu aufkommenden Bakteriologie mit Skepsis gegenüber.

Für Emmy und Gertrud, die sich in Wollstein sehr wohl fühlten, hätte dieses gute Leben ewig weitergehen können. Doch Robert Koch hatte wieder der Ehrgeiz gepackt – er wollte mehr. Auf eigene Faust hatte er sich stets über die neuesten Entwicklungen in der Medizin auf dem Laufenden gehalten. Sein Traum war es zunächst, als Kreisphysikus in eine große Stadt versetzt zu werden, wo er näher am wissenschaftlichen Puls der Zeit gewesen wäre.

> »Es war nur meiner Mutter – und mir! – erlaubt, das kleine Laboratorium zu betreten.«
>
> Gertrud Koch

Aktiv suchte er nach Möglichkeiten der Weiterbildung. Im Juli 1875 besuchte er seinen Vater in Clausthal und besichtigte mit ihm gemeinsam

Ein Mediziner von Weltruhm – Rudolf Virchow

Als Robert Koch 1875 in Wollstein erstmals dem gut 20 Jahre älteren Rudolf Virchow (1821–1902) persönlich begegnete, war dieser der Leiter der Pathologie an der Berliner Charité und ein weltberühmter Mediziner. Der Verfechter einer streng naturwissenschaftlichen Medizin hatte in den 1840er-Jahren die Entstehung und das Krankheitsbild von Thrombosen beschrieben. Seit 1847 gab er zudem zusammen mit dem Arzt und Anatom Benno Reinhardt das »Archiv für pathologische Anatomie und Physiologie« heraus. Die Fachzeitschrift erscheint noch heute als »Virchows Archiv«.

Bahnbrechend für die Medizin war Virchows 1858 publizierte Arbeit »Die Cellularpathologie in ihrer Begründung auf physiologische und pathologische Gewebelehre«. Mit dieser Theorie über die Zellularpathologie etablierte er die moderne Pathologie. Sein Ansatz war revolutionär: Er sah die pathologisch veränderte Zelle als Ursache aller Erkrankungen und legte so die Basis für die Erforschung von Krebsleiden.

Rudolf Virchow war darüber hinaus ein durch und durch politischer Mensch. Nachdem er 1848 aktiv an der Märzrevolution teilgenommen hatte, kämpfte er leidenschaftlich dafür, dass das Recht auf Gesundheit in die Verfassung der Paulskirche aufgenommen werde. 1861 zählte er zu den Mitbegründern der linksliberalen Deutschen Fortschrittspartei, die in strikter Opposition zu Otto von Bismarck stand. Im Juni 1865 stritt er sich im Preußischen Landtag so heftig mit dem damaligen preußischen Ministerpräsidenten, dass ihn dieser sogar zum Duell aufforderte. Zur Begeisterung eines großen Teils der Bevölkerung lehnte Virchow dies als nicht zeitgemäße Art der Auseinandersetzung kategorisch ab.

Als Mitglied der Berliner Abgeordnetenversammlung, des Preußischen Abgeordnetenhauses und des Deutschen Reichstages kämpfte Virchow jahrzehntelang für den Bau von Krankenhäusern, für die Einführung der Trichinenschau, für die Anlage hygienischer Schlachthöfe, die Berliner Kanalisation und Trinkwasserversorgung. Der entschiedene Antimilitarist stand gegen den Einfluss der Kirche, gegen Antisemitismus und Kolonialpolitik ein.

Sehr an Ethnologie und Archäologie interessiert, gründete er zudem 1869 zusammen mit Adolf Bastian und Robert Hartmann die »Berliner Gesellschaft für Anthropologie, Ethnologie und Urgeschichte«. Er war ein Freund von Heinrich Schliemann und am Aufbau verschiedener Berliner Museen beteiligt. 1902 starb Rudolf Virchow in Berlin.

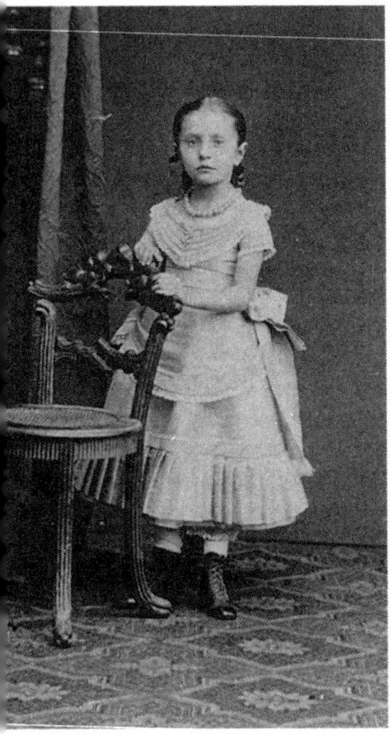

Gertrud im Jahr 1875 in Wollstein. Robert Kochs Tochter erlebte eine liebevolle und sehr freie Kindheit.

Harzer Gruben, Hütten und Bleiweißfabriken. Dort interessierte er sich besonders für die Berufskrankheiten der Beschäftigten. Danach unternahm er im September 1875 eine Dienstreise nach München zur Jahrestagung der Deutschen Gesellschaft für öffentliche Gesundheitspflege. Glücklich, die kleinstädtische Enge Wollsteins wenigstens für kurze Zeit verlassen zu können, zeichnete er in seinem Notizbuch in Stichpunkten alles auf, was ihm erwähnenswert schien, seien es die Wanzen im Hotel in Cottbus, die Bettenzahl und Sanitäreinrichtungen im Cottbuser St.-Jakobs-Krankenhaus (»Allgemeiner Eindruck: nicht ganz befriedigend«), die »Töpfchen mit Zinndeckeln«, aus denen er in München Bier trank, oder den »Katzenjammer«, unter dem er nach einem feucht-fröhlichen Abend mit einem Assistenten Pettenkofers im Ratskeller (»Affenthaler, Ochsenmaulsalat«) litt. Während der Münchner Tagung hörte er Vorträge über Ernährung, Schlachtviehuntersuchung, Bauordnungen, Typhus-Ätiologie und Trichinen (»viele überflüssige Reden«), besichtigte Pettenkofers Hygieneinstitut, eine Volksschule, aber auch die Pinakotheken und das Hoftheater.

Von München fuhr er direkt weiter nach Graz zur Versammlung der Gesellschaft deutscher Naturforscher und Ärzte – eine wichtige Etappe, denn dort traf er den Breslauer Botanikprofessor Ferdinand Cohn. In Graz hörte Koch Vorträge über Morphiummissbrauch, Arsenikesser, aber auch über Hygiene. Weiter ging die Bildungsreise über Wien nach Tarnowitz, heute Tarnowskie Góry in Südpolen, wo sein jüngerer Bruder Hugo als Bergwerksingenieur arbeitete. Zusammen besichtigten sie die Eisengruben, das Schlafhaus der Arbeiter und das Lazarett für Schwerverletzte. Nach vier intensiven, eindrucksvollen Wochen kehrte er schließlich nach Wollstein zurück – inspiriert und mit dem festen Entschluss, selbst wissenschaftlich tätig zu werden.

Sein Forschungsobjekt lag für Robert Koch auf der Hand: Im Wollsteiner Umland starben regelmäßig viele Nutztiere an der Viehseuche Milzbrand, für die Bauern bedeutete dies schwere wirtschaftliche Verluste. Milzbrand ließ sich darüber hinaus an verendeten Wildtieren nachweisen, und immer wieder starben auch Menschen an einer Krankheit mit ähnlichen Symptomen: Karbunkeln auf der Haut, Fieber, Benommenheit, blutigem Erbrechen, blutigen Durchfällen und Beschwerden, die einer Lungenentzündung ähnelten.

Die Symptome waren bekannt, nicht jedoch eine wirksame Behandlung. Auch die Auslöser der Seuche lagen noch im Dunkeln, doch hatten sich die Indizien gehäuft, dass wohl bestimmte Bakterien bei der Übertragung beteiligt waren. So hatte bereits 1849 der deutsche Arzt Aloys Pollender den stäbchenförmigen Milzbrand-Bazillus im Blut von Rindern entdeckt, ihn jedoch als Pflanze eingeordnet. Und dem französischen Forscher Casimir Davaine war es 1863 gelungen, Kaninchen mit Blut, das diese Bakterien enthielt, mit Milzbrand zu infizieren. Doch dies erklärte nicht die sporadischen Epidemien, die besonders in feuchten Gebieten, manchmal nur auf bestimmten Weiden und vorwiegend im Sommer auftraten. Darüber hinaus fand man den *Bacillus anthracis* nicht immer im Blut von Tieren, die an Milzbrand verendet waren.

> **»Heutzutage ist die grundlegende Bedeutung von Kochs erster Arbeit überall anerkannt.«**
>
> Eduard Pfuhl

In dieser Zeit tappte die Wissenschaft nicht nur über den Milzbrand-Erreger, sondern ganz allgemein über das Wesen der Bakterien im Dunkeln. So war man sich nicht darüber einig, ob Bakterien überhaupt lebende Organismen waren und wenn ja, ob sie viele verschiedene Arten bildeten – diese Ansicht vertrat unter anderem Ferdinand Cohn. Er ordnete die Mikroorganismen als eine botanische Lebensform mit zahlreichen Arten ein und hatte dazu 1872 ein von ihm entwickeltes Klassifikationsschema veröffentlicht. Grundsätzlich konnte man sich aber genauso gut vorstellen, dass es nur wenige oder sogar nur eine Bakterienart gibt und die Vertreter dieser Art(en) in verschiedenen Entwicklungsstadien und unter verschiedenen Umweltbedingungen ihre Form wechseln. Auch war man von einer möglichen Rolle von Mikroorganismen als Krankheitserreger bei Weitem nicht überzeugt. Die meisten Forscher sahen in ihnen eine Begleiterscheinung oder Folge, aber nicht die Ursache von Erkrankungen. Und selbst wenn man die Möglichkeit von Mikroorganismen als Krankheitserreger in Betracht zog, wusste man nicht, ob eine Bakterienart verschiedene Krankheiten auslöste oder ob sie als spezifischer Erreger für jeweils eine bestimmte Erkrankung verantwortlich war.

Die wissenschaftlichen Meinungen gingen also weit auseinander, und Robert Koch setzte sich nun ein Ziel: zu beweisen, dass der Milzbrand von einem einzigen Erreger ausgelöst wird und dass dieser – wie Ferdinand Cohn vermutete – Sporen ausbildet. Wäre dies der Fall, würden auch Davaines Argumentationslücken erklärt werden.

Mit Milzbrand hatte sich Robert Koch bereits 1873 beschäftigt, doch nun konzentrierte er seine Forschung nicht auf die Pathologie der Körpergewebe, sondern auf die Isolierung und den Lebenszyklus des Erregers. Mit seinem geschulten wissenschaftlichen Blick auf natürliche

> **»Ich glaube, daß Koch uns alle noch einmal mit weiteren Entdeckungen überraschen und beschämen wird.«**
>
> Julius Cohnheim

Vorgänge suchte er die Lösung des Milzbrandrätsels im verbindenden Element zwischen den verschiedenen Lebensformen. Er vermutete, dass ein einzelner Erreger – ein lebender Parasit – sowohl bei Tieren als auch bei Menschen die Krankheit hervorrufen könnte.

Um dies zu beweisen, entwickelte er eine streng naturwissenschaftliche Methodik, die auf den theoretischen Forderungen seines früheren Göttinger Lehrers Jakob Henle basierte: Eindeutig identifizierte er den Erreger unter dem Mikroskop und im Experiment, indem er in langen Versuchsreihen Tiere mit den Mikroorganismen infizierte. Problematischer war die Züchtung des Milzbrand-Bazillus außerhalb eines Organismus. Nach unzähligen Versuchen und Fehlversuchen entdeckte Robert Koch, dass die Bakterien am besten in hohl geschliffenen Objektträgern – im sogenannten hängenden Tropfen – im Kammerwasser von Rinderaugen gediehen. Dort wuchsen sie unter Zufuhr von Luft und bei mindestens 12 °Celsius an. Im Lauf der Zeit bildeten sie lange, verwickelte Fäden und schließlich eiförmige Sporen aus, aus denen sich wiederum die fadenförmigen Bakterien entwickelten. Damit war eindeutig bewiesen, dass der Milzbrand-Bazillus ein lebender Organismus mit einem festgelegten Lebenszyklus ist.

In weiteren, schier endlosen Tierversuchen konnte Robert Koch zudem belegen, dass nur die Milzbrand-Bakterien die Krankheit auslösten, bei denen sich in den Kulturversuchen sporenhaltige Fäden entwickelten. Kochs Entdeckung erklärte, warum die Seuche immer wieder scheinbar aus dem Nichts auftauchen konnte: Die extrem widerstandsfähigen Sporen sickern im Blut von verendeten Tieren oder auch bei der Schlachtung auf den Boden, wo sie lange Zeit überdauern können. Von dort gelangen sie über Nahrung oder die Atmung in den Körper von anderen Tieren, die sich so mit dem Milzbrand infizieren. Damit war das Rätsel um den Anthraxerreger nach knapp einem Jahr auf eine zur damaligen Zeit einzigartige und äußerst innovative Weise gelöst.

Robert Kochs intensive Forschungsmonate stellten Emmy auf eine schwere Geduldsprobe. Um Zeit für seine wissenschaftliche Arbeit zu haben, reduzierte er sein gesellschaftliches Leben, das beide genossen hatten. Zudem gab er einen Teil seiner Praxis ab, sodass sich die Familie finanziell wieder mehr einschränkten musste. Darüber hinaus schaffte er für seine wissenschaftliche Arbeit teure Geräte an, darunter ein leistungsstarkes Mikroskop, ein Mikrotom für Gewebeschnitte, einen Spektralapparat und einen beheizbaren Objekttisch. Im Behandlungszimmer

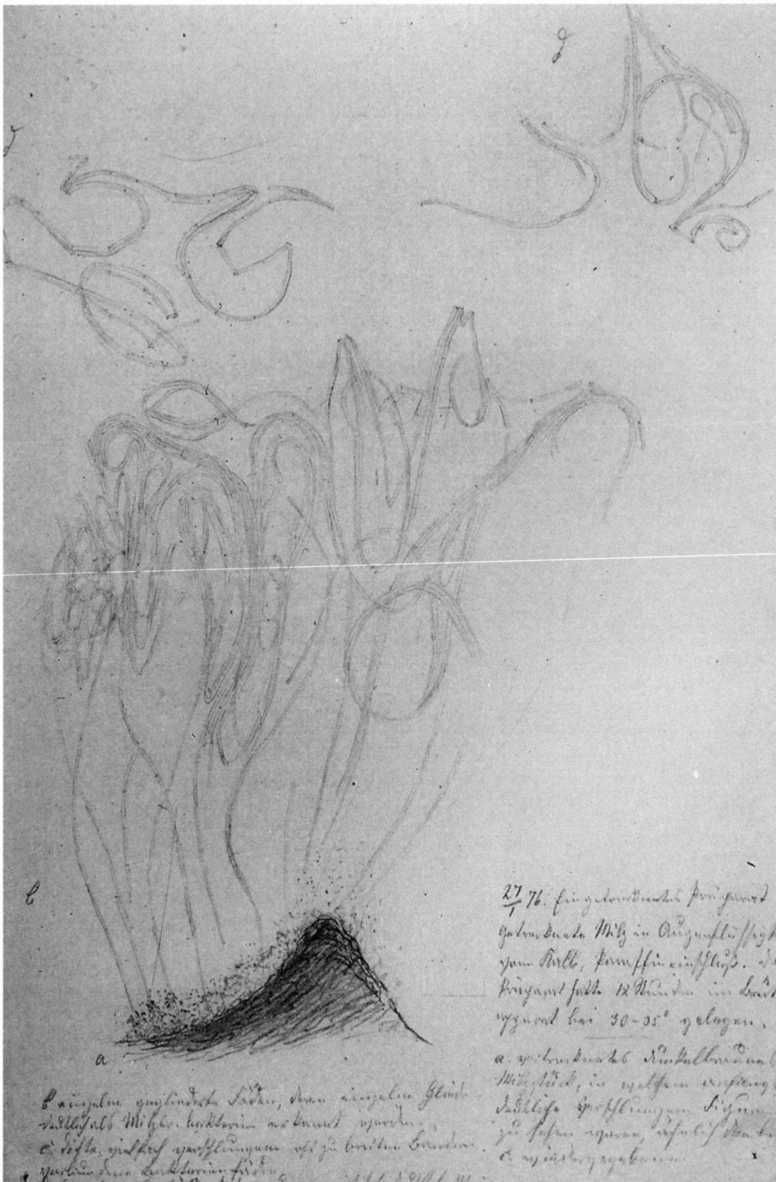

Robert Kochs Zeichnungen des *Bacillus anthracis* mit Erläuterungen.

wurde ein großer brauner Vorhang angebracht, der das »Labor« im hinteren Bereich abtrennte. Überall standen unter Glas Kartoffelhälften, auf denen Kulturen angelegt waren, später ein Brutkasten mit den zahllosen Milzbrand-Präparaten. Scharen von Versuchstieren, vor allem Mäuse, Meerschweinchen und Kaninchen, durchliefen die Experimente im

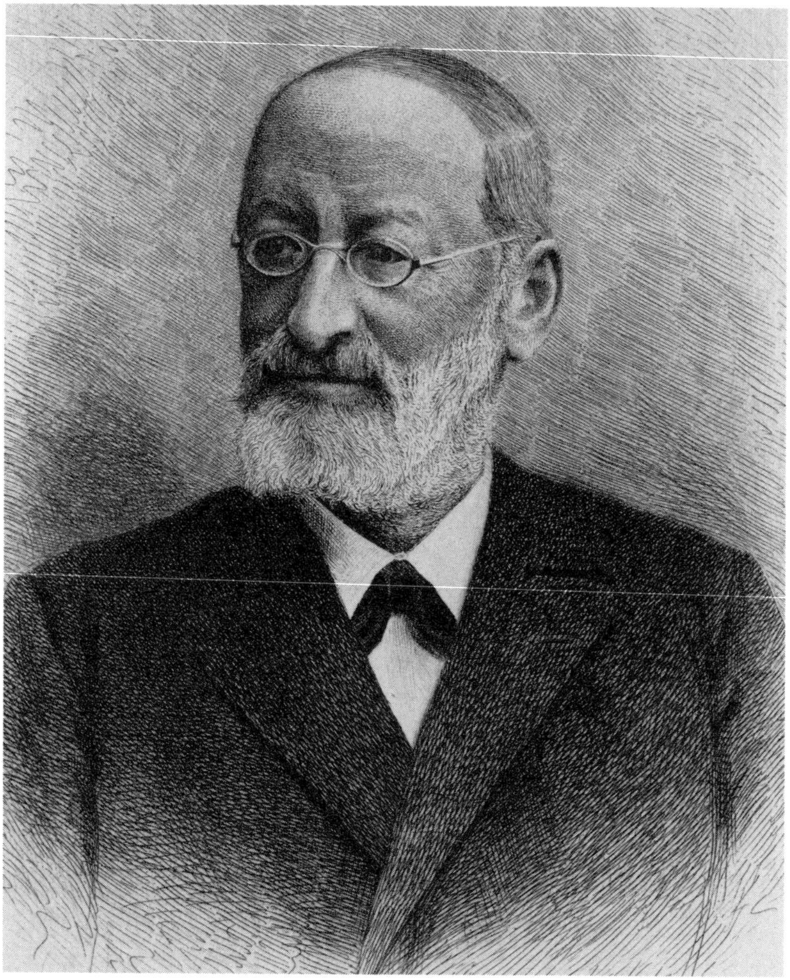

Ferdinand Cohn (1828 – 1898) war Robert Kochs erster wissenschaftlicher Förderer. Der Breslauer Botaniker war der erste jüdische Professor in Preußen und ein Mitbegründer der Mikrobiologie.

Labor. Emmy kümmerte sich um die Pflege der Tiere und verbrannte die kleinen Kadaver im Kachelofen im Behandlungsraum. Sie unterstützte ihren Mann, war aber nicht sicher, wohin seine wissenschaftliche Leidenschaft führen sollte. Die mageren Jahre nach Langenhagen waren ihr noch deutlich in Erinnerung: Solch eine Zeit der Armut wollte sie, wenn es sich vermeiden ließ, nicht noch einmal erleben.

So verunsichert, wie seine Frau über seine wissenschaftlichen Ambitionen war, so groß waren auch die Selbstzweifel, die Koch über seine Entdeckungen quälten. Waren sein Ansatzpunkt und seine Methodik richtig? Waren die Beweise eindeutig? War es nicht vermessen, wenn er, ein unbekannter Landarzt, die Größen der Wissenschaft mit seinen Ergebnissen beinahe vorführte? Zur Erleichterung von Emmy, die mit ihrem Mann litt, packte er jedoch schließlich den Stier bei den Hörnern. Er schrieb an Ferdinand Cohn, den Direktor des Breslauer Pflanzenphysiologischen Instituts. Den bekannten Botaniker hatte er auf seiner Fortbildungsreise in Graz kennengelernt. Cohn gab später freimütig zu, dass er sich von Kochs Arbeit wenig erwartete, da er »nicht selten Ankündigungen von Dilettanten über ihre angeblichen Entdeckungen« erhielt. Liebenswürdig und neugieriger Vollblutwissenschaftler, der er war, zögerte er aber nicht, Koch einzuladen – und zwar sofort.

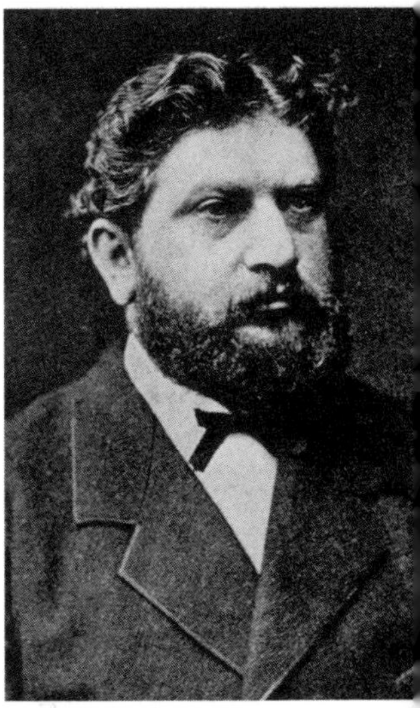

Der Anatom und Pathologe Julius Cohnheim (1839–1884) lehrte ab 1872 an der Universität Breslau und ab 1878 in Leipzig. Mit den von ihm entwickelten Färbemethoden konnten erstmals Nervenendigungen sichtbar gemacht werden.

Wenige Tage später, am 30. April 1876, stieg Robert Koch um ein Uhr morgens mit einem Gepäck, das dem Kutscher wahrscheinlich reichlich bizarr anmutete, in die Postkutsche nach Fraustadt. Dort musste er seine Kaninchen, Mäuse und Frösche, sorgsam verpackten Geräte, Gefäße und Objektträger in den Zug nach Breslau hieven, wo er pünktlich um zwölf Uhr mittags bei Cohn vor der Wohnungstür stand. Zusammen gingen sie in das sonntäglich ruhige Institut an der Universität, wo Koch seine Versuchsreihen aufbaute. Er war aufgeregt, gewann aber seine Ruhe bald zurück, denn die Experimente verliefen hervorragend. Wie Hunderte Male zuvor infizierte er Versuchstiere und setzte Kulturen mit dem Milzbrand-Bazillus an. Er bewegte sich mit wachsendem Selbstvertrauen auf sicherem Terrain. Cohn, anfangs höflich neugierig und abwartend, war bald fasziniert. Er erkannte sehr schnell, dass Koch in wissenschaftliches Neuland vorgestoßen war. Dem jungen, unbekannten Landarzt war offensichtlich etwas Großartiges gelungen: Er hatte als Erster den Lebenszyklus eines Bakteriums beschrieben und zugleich seine Rolle als Krankheitserreger bewiesen. Cohn trommelte seine Kollegen per Boten zusammen, damit sie die einmalige Demonstration nicht verpassten.

Zu den Zuschauern gehörte auch Julius Cohnheim, damals der führende experimentelle Pathologe in Deutschland. Bei ihm studierten an der Universität Breslau unter anderem Karl Weigert und dessen Vetter Paul Ehrlich. Beeindruckt von Kochs Präsentation, eilte er in die Pathologie zurück, wo Weigert gerade sezierte: »Nun lassen Sie alles stehen und liegen und gehen Sie zu Koch; dieser Mann hat eine großartige Entdeckung gemacht, die in ihrer Einfachheit und Exactheit der Methode um so mehr Bewunderung verdient, als Koch von aller wissenschaftlichen Verbindung abgeschlossen ist und dies Alles aus sich heraus gemacht hat und zwar absolut fertig. Es ist gar nichts mehr zu machen.« Robert Koch war der Durchbruch gelungen.

Der brillante Tüftler

Die Entwicklung der Mikrofotografie

Ein strahlender, stolzer Robert Koch stieg am Abend des 4. Mai 1876 aus der Postkutsche in Wollstein. Wissenschaftler, die er bislang aus der Ferne bewundert hatte, waren von seiner Arbeit überzeugt. Ferdinand Cohn, mit dem er sehr schnell ein enges Verhältnis aufbaute, hatte ihn gebeten, über seine Forschungen und von ihm verwendeten Methoden zu schreiben.

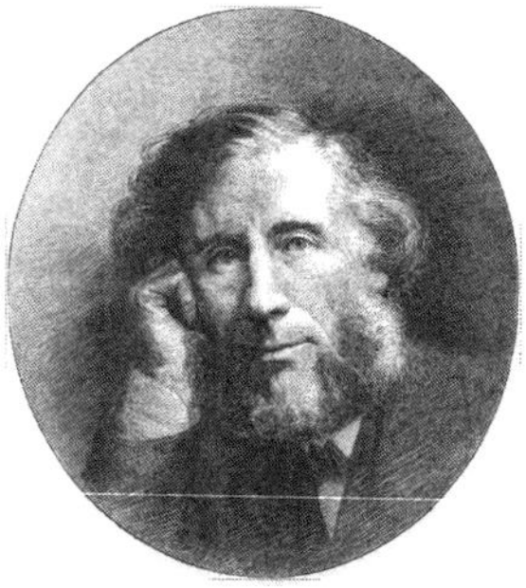

Der britische Physiker und Erfinder John Tyndall (1820–1893) erforschte das Licht und entwickelte die »Tyndallisierung« – eine Methode, Krankheitskeime in hitzeempfindlichen Lebensmitteln durch Erhitzen zu reduzieren.

Rechts: Robert Kochs Labor in Wollstein – ein Nachbau auf der Robert-Koch-Ausstellung, die 1935 in Berlin stattfand.

Koch ließ sich nicht lange bitten. Innerhalb weniger Wochen verfasste er einen Artikel, der heute als ein Klassiker der Mikrobiologie gilt: »Die Aetiologie der Milzbrand-Krankheit, begründet auf die Entwicklungsgeschichte des Bacillus Anthracis«. Im Dezember erschien die Arbeit in Cohns Zeitschrift »Beiträge zur Biologie der Pflanzen«. Koch schickte 25 Separatdrucke an wichtige Fachkollegen, darunter an Rudolf Virchow und den Münchner Hygieniker Max von Pettenkofer.

Die Resonanz in der medizinischen Fachwelt war vorerst verhalten, auch weil der Artikel in einer botanischen Fachzeitschrift erschienen war und somit teilweise gar nicht wahrgenommen wurde. In Deutschland äußerte sich unter anderem der Münchner Pathologe Otto von Bollinger positiv. Er lobte Kochs Forschung in einem Referat für den Jahresbericht von Virchow und August Hirsch als die »weitaus wichtigste Arbeit, die im Berichtsjahre [1876] über die Aetiologie des Anthrax« veröffentlicht worden war. In England berichtete Cohn persönlich dem Physiker John Tyndall von Kochs Entdeckung. Tyndall hatte sich in seiner damaligen Forschung mit der Streuung von Licht an Schwebeteilchen in der Luft auseinandergesetzt und auch auf deren mögliche Rolle in der bakteriologischen Forschung verwiesen. Er war von Kochs Arbeit beeindruckt, da sie zeigte, dass der Milzbrand-Erreger auch über Staub verbreitet werden konnte. Und in Frankreich nahm Louis Pasteur, der mit Milzbrand-Impfungen experimentierte, Kochs Arbeit mit Interesse wahr.

Koch hatte in Breslau wichtige Beziehungen geknüpft und erhielt nun endlich kollegiale Förderung. Seine wissenschaftliche Isolation war beendet. Angesichts der Anregungen und experimentellen Möglichkeiten, die sich jetzt auftaten, gab es für ihn keinen Weg mehr zurück, und er trieb in der Folgezeit seine Forschungen mit Riesenschritten voran. Während er auf die Veröffentlichung seines Artikels wartete, wandte er sich vom Milzbrand ab und versuchte vor allem, die Methoden der experimentellen Technik zu verbessern.

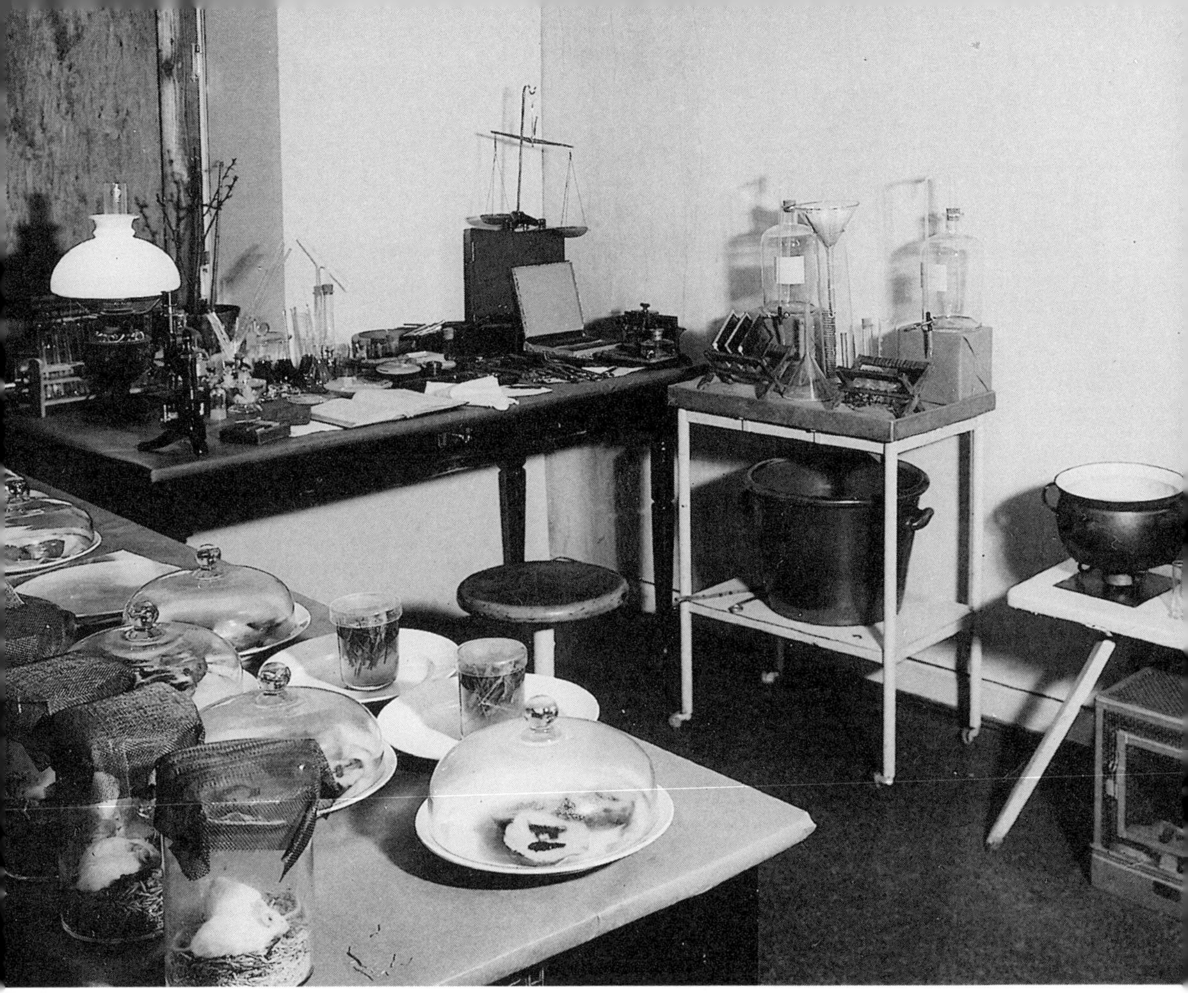

Der erste einfache Fortschritt ergab sich zufällig. Ferdinand Cohn hatte seinen Assistenten Eduard Eidam nach Wollstein geschickt, um sich in die innovativen Methoden Kochs so gründlich wie möglich einzuarbeiten. Wieder zurück in Breslau, hielt Eidam an der Universität die weltweit ersten Seminare in medizinischer Bakteriologie. Eidam hatte nach Wollstein seinen Pflegevater aus Berlin mitgebracht. Der kinderliebe Sanitätsrat Dr. Lövinson interessierte sich nicht nur für die bakteriologische Forschung, sondern freundete sich auch schnell mit Robert Kochs siebenjähriger Tochter Gertrud an. Später schickte er aus Berlin als Geschenk einen hölzernen Käfig mit weißen Mäusen, der wie ein kleines Haus mit Treppen, Dach, Zimmern und Türen gestaltet war. Die weißen Mäuse in ihrer hübschen Villa fanden nicht nur bei Gertrud großen Anklang. Bald stellte sich heraus, dass sie weitaus leichter zu infizieren und handsamer waren als die wilden Haus- und Feldmäuse, die Robert Koch bislang für seine Forschung verwendet hatte. Auf diese Weise starteten die weißen Nager von einem Kinderzimmer in Wollstein aus ihre unglückliche Weltkarriere als medizinische Versuchstiere par excellence.

»Mein Streben geht nämlich dahin, ein Verfahren aufzufinden, welches die verschiedenen Arten der Schizophyten mit Sicherheit zu erkennen gestattet.«

ROBERT KOCH

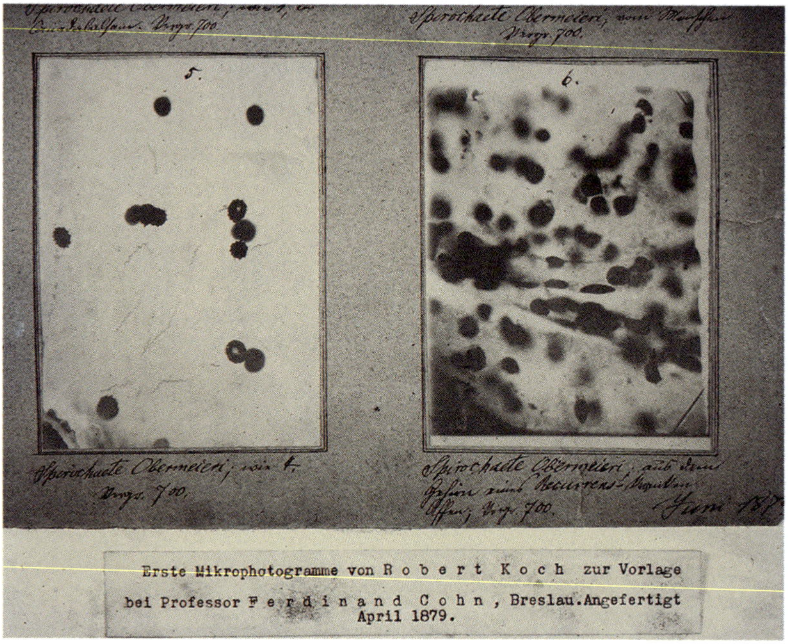

Zwei der ersten Mikrofotografien, die Robert Koch 1879 Ferdinand Cohn in Breslau vorlegte.

Noch zielstrebiger ging Robert Koch jedoch ein ganz anderes Problem an: die zuverlässige Konservierung und objektive Darstellung von Mikroorganismen. Bislang konnten bakteriologische Ergebnisse nur mit großem Aufwand verglichen, für andere wiederholbar und überprüfbar gemacht werden. Tatsächlich mussten Vorführungen live und vor Ort stattfinden – so wie Koch seine Milzbrandversuche vor Zeugen in Breslau ausgeführt hatte. Dort hatten Cohn und Koch in der Universität voneinander unabhängig die aus den Tierversuchen und den Reinkulturen gewonnenen Milzbrand-Bazillen unter verschiedenen Mikroskopen untersucht. So konnte der Lebenszyklus des Erregers von Zeugen nachvollzogen und bewiesen werden. Mit Dauerpräparaten und adäquaten Darstellungen würde es einfacher sein, bakteriologische Ergebnisse zu dokumentieren, zu studieren, zu vergleichen und zu beweisen.

Zu diesem Zweck entwickelte Robert Koch innerhalb von wenigen Wochen ein effizientes Konservierungsverfahren: Er trocknete das bakterienhaltige Material in einer hauchdünnen Schicht auf einem Deckblatt und weichte es anschließend mit essigsaurer Kalilösung wieder auf. In dieser Lösung nahmen die Mikroorganismen wieder ihre ursprüngliche Form an und veränderten sie ab diesem Punkt auch nicht wieder. Abschließend wurden die auf solche Weise behandelten Präparate mit

Kanadabalsam verkittet und konnten »ewig« aufbewahrt werden. Die Methode funktionierte so gut, dass auf Kochs Originalpräparaten aus jener Zeit tatsächlich noch Jahrzehnte später die Mikroorganismen ganz deutlich zu sehen waren.

> **»Ferner habe ich mir die Aufgabe gestellt, durch Photographie naturgetreue, von jeder subjektiven Verdrehung freie Abbildungen zu gewinnen.«**
>
> ROBERT KOCH

Das Problem der Konservierung war damit gelöst, nicht jedoch das der bildlichen Darstellung. Bei der Abbildung von Bakterien bereiteten – und das liegt in der Natur der Sache – ihre geringe Größe, ihre Beweglichkeit und einfachen Formen erhebliche Schwierigkeiten, aber auch, wie Robert Koch es formulierte, »ihr Mangel an Färbung und stärkerer Lichtbrechung«. Zeichnungen waren deshalb in der Regel zu ungenau und gaben meist auch Größenverhältnisse nicht richtig wieder. An Ferdinand Cohns Institut hatte man dazu schon ab 1871 mit Mikrofotografien experimentiert. Robert Koch, der von Kindheitsbeinen an mit der Fotografie vertraut war, begann intensiv zu tüfteln, um diese neue Technologie der Bildgebung perfekt für die bakteriologische Forschung nutzbar zu machen.

Dazu galt es zuerst, die sehr hellen Bakterien in den Präparaten besser sichtbar zu machen. Auch hierzu erhielt er in Breslau die besten Anregungen. Karl Weigert, später einer der führenden Pathologen und Histologen seiner Zeit, habilitierte damals bei Julius Cohnheim. Es war ihm bereits wenige Jahre zuvor gelungen, Bakterien in Schnittpräparaten mit Anilinfarben einzufärben. Nun erforschte er die Technik an Gewebeschnitten, um durch Einfärbung verschiedene Zelltypen für das Mikroskop sichtbar zu machen. An Cohnheims Institut arbeitete damals auch Karl Weigerts neun Jahre jüngerer Cousin Paul Ehrlich, der sich ebenso mit der Einfärbung von Gewebepräparaten beschäftigte und als Cohnheims »Hauptfärber« immer mit buntfleckigen Fingern anzutreffen war. Vor allem Karl Weigert, mit dem sich Robert Koch auch privat gut verstand, war ein wunderbarer Lehrer für Färbetechniken. Einmal mit der Methode vertraut gemacht, experimentierte Robert Koch in Wollstein selbst mit Anilinfarben weiter. Nach zahllosen Versuchen kam er im Sommer 1876 zu dem Ergebnis, dass das rote Fuchsin und »die blauen Farbabstufungen des Methylvioletts« am besten für seine Zwecke geeignet waren – später kamen noch braune Anilinfarben sowie andere Färbemittel hinzu. Schließlich bestellte er Ende Juli 1876 bei den führenden Herstellern Seibert und Krafft in Wetzlar einen Apparat für die Aufnahme von Mikrofotografien, der im Oktober 1876 geliefert wurde.

Robert Kochs erste Mikrofotografien von Bakterien begeisterten Ferdinand Cohn. Problematisch war jedoch, dass die Leistungsfähigkeit von

> **»Ich gelange zu der Ansicht, dass die photographische Platte überhaupt das mikroskopische Bild besser oder vielmehr sicherer wiedergibt, als es die Netzhaut des Auges zu empfinden mag.«**
>
> Robert Koch

Kochs Apparat nicht immer gute Aufnahmen in ausreichender Vergrößerung gestattete. Cohn brachte deshalb Koch mit dem Berliner Physiologieprofessor Gustav Fritsch zusammen, der die mikrofotografische Apparatur für das Breslauer Institut entwickelt hatte. Fritsch gab Koch wertvolle Ratschläge, wie er seine Gerätschaften optimieren konnte: Die Kamera, das Mikroskop und die Beleuchtungsvorrichtung mussten genau zentriert horizontal aufgestellt werden und unabhängig voneinander bewegt werden können. Unbedingt erforderlich war zudem ein stärkeres mikroskopisches System mit Objektiven von Edmund Hartnack, das Koch Weihnachten 1876 bei Seibert und Krafft bestellte. Diese neuen Geräte trafen schon bald in Wollstein ein.

Zu jener Zeit waren Aufnahmen tatsächlich noch handgemacht. Um optimale Lichtverhältnisse dafür zu schaffen – elektrisches Licht gab es ja noch nicht –, baute Robert Koch in den Laden seines Laborfensters einen Schieber ein, den er mit einem Ruck an einer Schnur neben der Kamera stehend öffnen konnte. Ein Heliostat lenkte das einfallende Sonnenlicht optimal auf das Gerät. Emmy stand bei den Fotografiersitzungen vor dem Fenster und rief ihm zu, ob beste Lichtbedingungen herrschten oder eine Wolke die Sonne zu verdunkeln drohte. »Wolkenschieber« nannte er sie augenzwinkernd für ihre Hilfe. Es war ein mühseliges Verfahren, wie Koch in einem Brief an Ferdinand Cohn beschrieb, denn immer »wenn ich frische Bacillen hatte, fehlte die Sonne und umgekehrt, und als schließlich beides zu Gebote stand, habe ich noch viele Versuche über die richtige Belichtungszeit machen müssen«.

Erforderlich war auch eine Dunkelkammer, die sich Robert Koch in seinem abgetrennten Laborbereich schreinern ließ. Dort konnte er die damals üblichen Kollodium-Nassplatten für die Aufnahmen vorbereiten. Dazu musste er eine Glasplatte mit einer Kollodiumlösung übergießen und anschließend durch ein Silbernitratbad präparieren. Noch feucht wurde sie dann in einem lichtundurchlässigen Kästchen in den Fotoapparat eingelegt. Sofort nach der Aufnahme musste die belichtete Glasplatte in die Dunkelkammer gebracht und mit Eisensulfatlösung behandelt werden. Sie diente als Negativ, von dem er einen Kohledruck anfertigte. Dazu wurde Papier, dessen Gelatinemischung mit Chromsalzen und pflanzlicher Asche vermischt war, zur Belichtung direkt auf das Negativ gelegt. Damals kannte man auch schon das komplizierte Verfahren, Abzüge auf Albuminpapier anzufertigen. Dies bereitete Koch, wie er an Cohn schrieb, erhebliche Mühe. Das Problem, wie man Fotografien

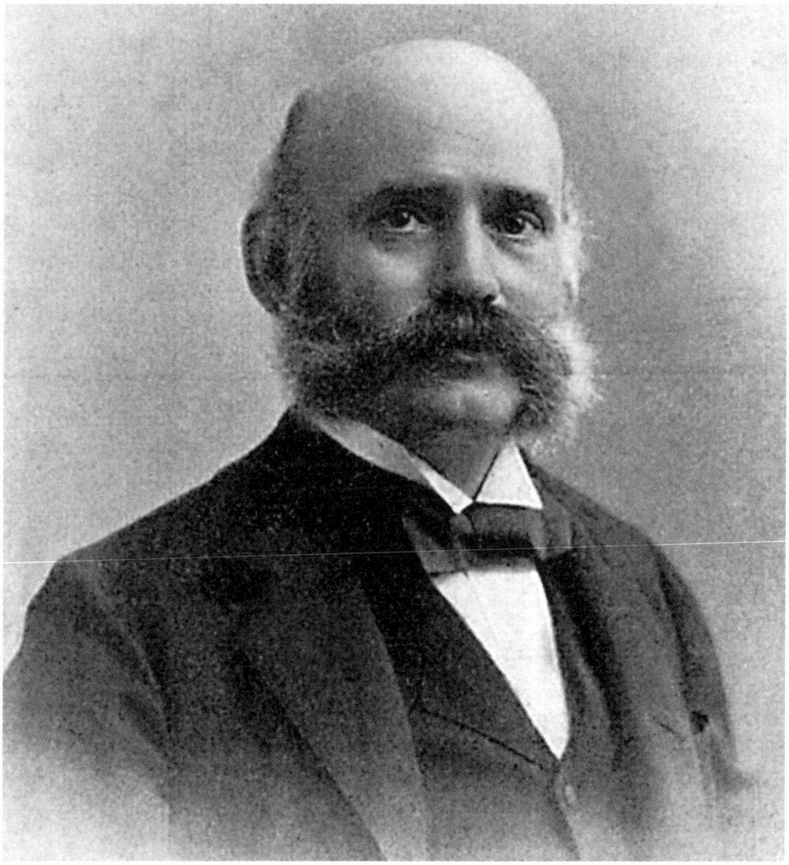

Der Pathologe Karl Weigert (1845–1904) arbeitete in Breslau und Leipzig mit Julius Cohnheim zusammen. Sein Forschungsgebiet waren Färbetechniken von Gewebeschnitten und die mikroskopische Darstellung von Bakterien.

in befriedigender Qualität in Publikationen veröffentlichen konnte, wurde genau in jenen Jahren durch die Entwicklung des Lichtdrucks gelöst – bis dato hatte man die Positive in die Publikationen einkleben müssen.

Auf die neue Drucktechnik griff auch Robert Koch in seiner nächsten Veröffentlichung zurück, die Ende 1877 in Cohns »Beiträge zur Biologie der Pflanzen« erschien: »Untersuchungen über Bacterien. VI. Verfahren zur Untersuchung, zum Conserviren und Photographiren der Bacterien«. Mit dieser Arbeit setzte Robert Koch einen Meilenstein in der Entwicklung der Bakteriologie, indem er technische Hilfsmittel – Farben und Färbemethoden, Objektträger, leistungsstarke Mikroskopie und die Mikrofotografie – konsequent als Instrumentarium sowie als Mittel der Dokumentation und der Beweisführung in die medizinische und biologische Forschung einführte. Er hatte das technisch-experimentelle Fundament einer neuen Wissenschaft gelegt.

> **»Es ist klar, dass man aus dem einfachen Zusammentreffen des Parasiten mit der Krankheit noch nicht auf den ursächlichen Zusammenhang derselben unmittelbar schließen kann.«**
>
> Robert Koch

Der rasende Forscher

Studien über die Wundinfektionskrankheiten

Die Jahre 1877 und 1878 zählten zu den anspruchsvollsten, die Robert Koch bis dahin in seiner Karriere erlebt hatte. Die Experimente mit der Mikrofotografie, die er nur in seiner Freizeit ausführen konnte, kosteten ihn viel Zeit und Mühe.

> **»In der Reinkultur liegt der Schwerpunkt aller Untersuchungen über Infektionskrankheiten.«**
>
> Robert Koch

In einem Brief an Ferdinand Cohn schilderte er Ende 1876 seine Schwierigkeiten: »Leider hat mir der Umstand, daß ich ohne Rath von Sachverständigen meine Einrichtungen treffen musste und daß ich von meinem abgelegenen Wohnsitze aus mir die nothwendigen Instrumente, Chemikalien und dergl. aus den verschiedensten Quellen von auswärts beziehen musste, so viel Hindernisse geschaffen … Eigentlich erfordert diese Aufgabe die volle Zeit und Arbeitskraft eines Forschers … Leider kann ich nur immer einige Stunden meiner Praxis abgewinnen und oft genug muß ich Alles beiseite legen, sodaß ich nur langsam vorwärts kommen werde. Wie oft habe ich in der letzten Zeit bedauert, daß sich für mich eine Reise nach Breslau so schwer ausführen lässt; ich würde schon manchmal zu Ihnen, hochgeehrter Herr Professor, geeilt sein und über dieses und jenen Rath und Belehrung erbeten haben.«

Koch hatte ein enormes Arbeitspensum zu bewältigen, denn letztendlich waren seine aufwendigen technischen Experimente nur der notwendige Auftakt zu einer Aufgabe, die er sich gestellt hatte: Er wollte, wie er an Ferdinand Cohn schrieb, »all das photographiren, was mir zum Beweis von der Existenz einer an Arten sehr reichen Schizophytenflora dienen kann«. So gründlich wie er an der Verbesserung seiner technischen Ausrüstung feilte, so akribisch sammelte und präparierte er die verschiedensten Bakterien – sei es von faulender Pflanzenmasse, von Rinnsteinwasser, Schafblut oder aus der Mundhöhle von Tieren. Er legte eine ganze »Bibliothek« mit Präparaten an und ließ sich zudem ein Kästchen schreinern, in dem zwanzig Deckblätter Platz hatten. Das Kästchen nahm er stets mit, um »bei Sectionen, am Krankenbette oder bei andern Gelegenheiten Proben von Flüssigkeiten, welche ich auf Bacterien untersuchen will, jederzeit zu sammeln«.

Die objektiven Darstellungen der Mikrofotografie sollten dazu dienen, die Artenvielfalt von Bakterien zu belegen. Damals war das ein umstrittener Ansatz, wie Carl von Nägelis 1877 veröffentlichtes Buch »Die

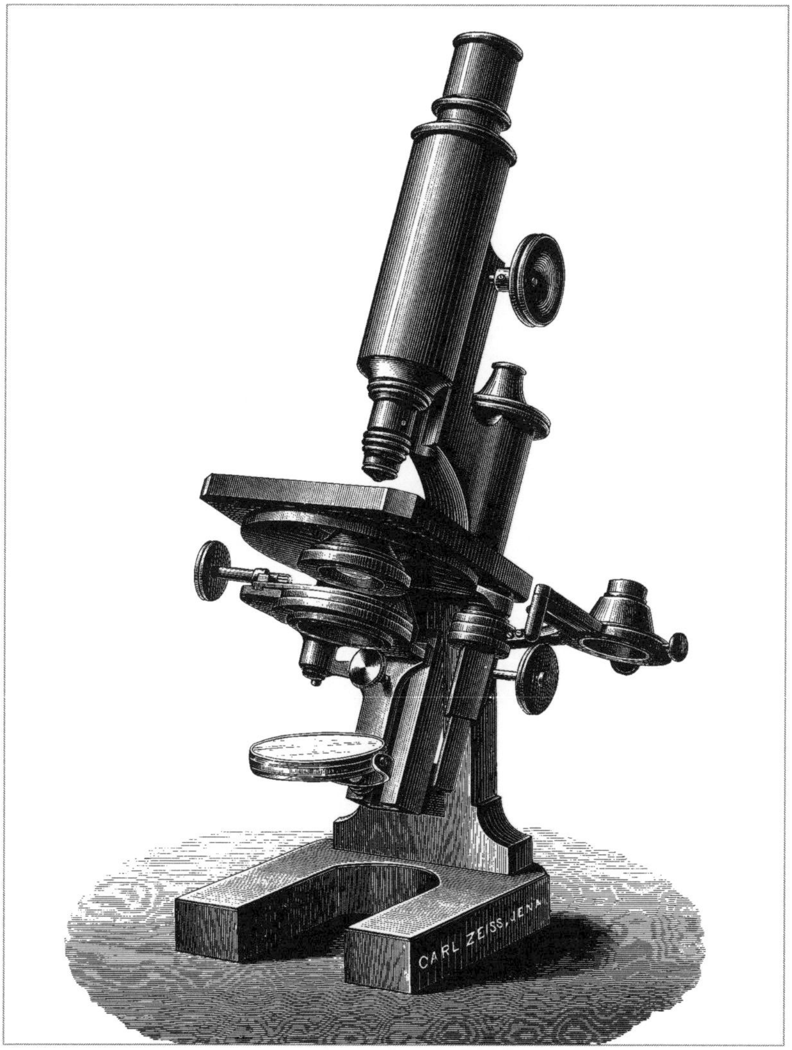

Ein Mikroskop der Firma Zeiss aus dem Jahr 1878. Dank der verbesserten optischen Techniken konnte die Welt der Mikroorganismen nun weiter erforscht werden.

niederen Pilze in ihren Beziehungen zu den Infektionskrankheiten und der Gesundheitspflege« zeigt. Als Anhänger des Pleomorphismus vertrat der Schweizer Botaniker die Ansicht, dass sich Bakterien in unterschiedliche Erscheinungsformen umwandeln können. Damit stand er im Widerspruch zu Ferdinand Cohn und dessen Schule, die von der Artenkonstanz der Mikroorganismen überzeugt war. Robert Koch wurde von der »Deutschen Medicinischen Wochenschrift« um eine Besprechung von Nägelis Buch gebeten. In seiner Kritik bezeichnete Koch Nägelis Theorie als »eben nichts weiter als eine Theorie«. In zwei Briefen an Cohn wurde er jedoch deutlicher: »Es ist mir selten ein Buch vorgekommen, welches so viel Unrichtigkeiten und Unsinn … enthält«, und: »Offensichtlich denkt sich Nägeli … etwa Mikrokokken, welche zusammenkommen, um heute eine Spirochäte, morgen einen Bacillus und übermorgen ein

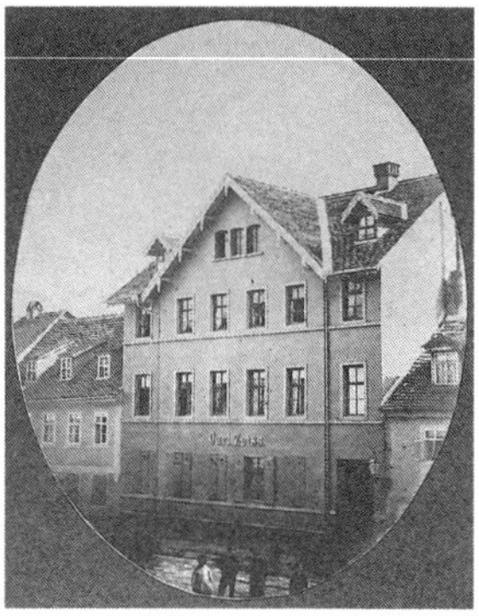

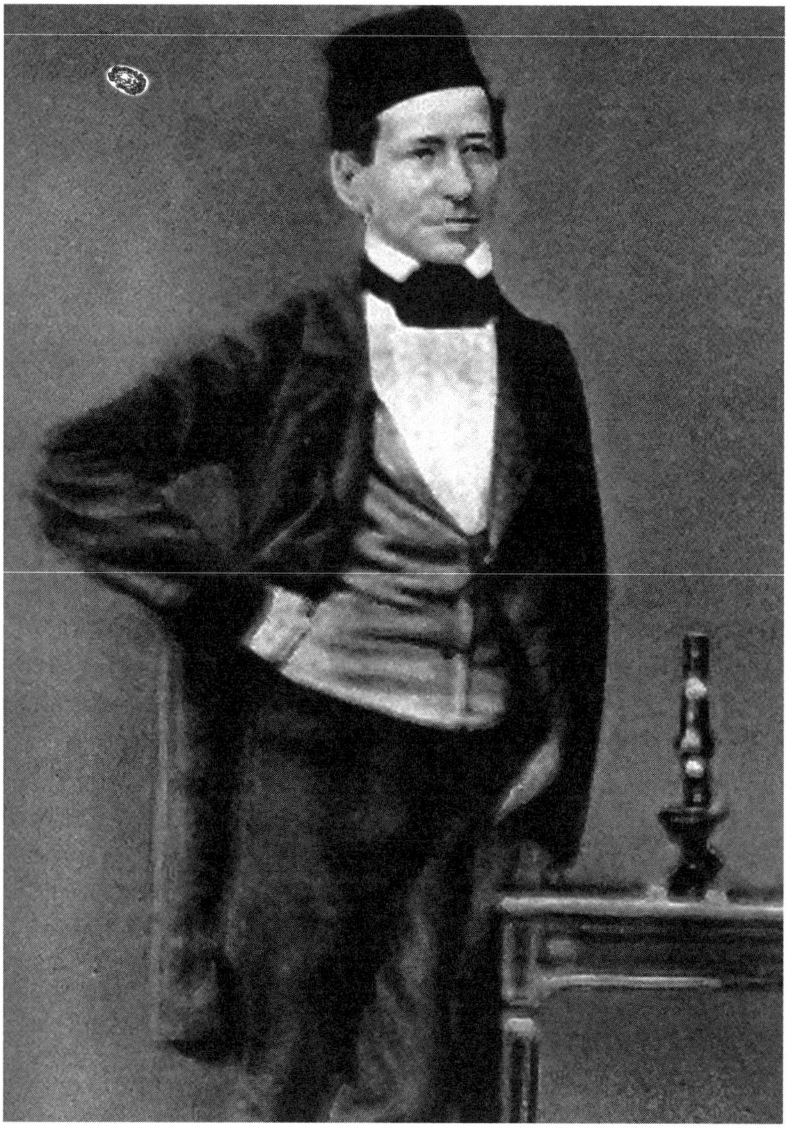

Oben: Die Werkstätten von Carl Zeiss in Jena Ende der 1870er-Jahre.

Rechts: Carl Zeiss (1816–1888) gründete 1846 in Jena eine Werkstatt für Feinmechanik und Optik. Ab 1857 produzierte er dort erfolgreich Mikroskope.

Spirillum vorzustellen und später einmal wieder auseinander zu spazieren und als harmlose Mikrokokken in alle Winde zu verduften …«

Der Beweis der Vielfalt und Konstanz der Bakterienarten war für Robert Koch jedoch kein Selbstzweck, sondern ein wichtiger Schritt in der Erforschung der Infektionskrankheiten. Noch immer war man sich in der medizinischen Forschung nicht einig, ob Mikroorganismen als Begleiterscheinungen oder als ursächliche Bedingung von Infektionskrankheiten zu gelten hatten. Und noch weniger stimmte man darüber überein, ob – und auf dieser Annahme basierte Kochs wissenschaftliche Arbeit – eine spezifische Krankheit immer von einer bestimmten Bakterienart verursacht wurde.

In seiner Praxis traf Robert Koch 1877 auf Fälle von Fleckfieber; sein besonderes Interesse galt jedoch der Erforschung der Wundinfektionen. Deren verheerende Folgen hatte er als Militärarzt im Deutsch-Französischen Krieg erlebt, als viele Patienten nicht an ihren Verletzungen, sondern an deren Infektion gestorben waren. Aber auch in der zivilen Medizin stellten sie ein gravierendes Problem dar. Wundinfektionen waren in den Krankenhäusern der Schrecken der chirurgischen Abteilungen.

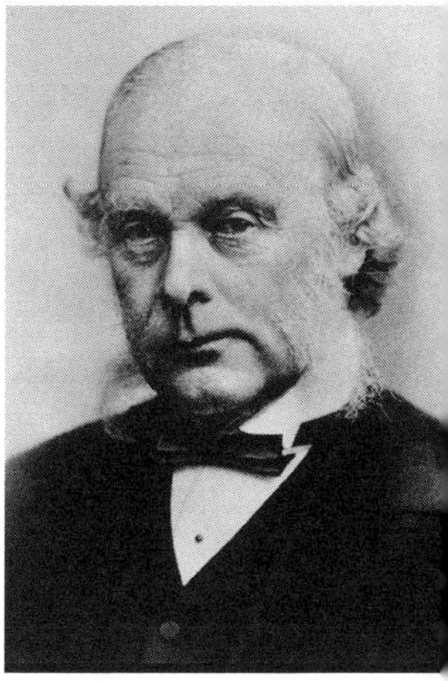
Der britische Mediziner Joseph Lister (1827–1912) gilt als Vater der antiseptischen Chirurgie.

Eine dramatische Verringerung der Sterbezahlen brachten die Innovationen des schottischen Chirurgieprofessors Joseph Lister: Er hatte in den 1860er-Jahren erfolgreich mit der Desinfektion von Operationssälen, Instrumenten und den Händen der Chirurgen experimentiert und 1865 den mit Karbolsäure getränkten »Listerschen Verband« erfunden. Die Erkenntnisse Listers, der 1877 den Lehrstuhl für klinische Chirurgie am Londoner King's College übernahm, breiteten sich in den Jahren, in denen sich Robert Koch mit den Wundinfektionen beschäftigte, in der medizinischen Fachwelt aus.

Mit Listers Methoden konnten die gefürchteten Entzündungen eingedämmt werden, seine Forschungen erbrachten jedoch wenig über deren bakterielle Erreger. Über diese hatte der deutsche Mediziner Edwin Klebs bereits 1872 seine – im Nachhinein als bahnbrechend anerkannten – »Beiträge zur pathologischen Anatomie der Schußwunden« veröffentlicht. Klebs hatte 1870 im Deutsch-Französischen Krieg Soldaten obduziert, die an infizierten Schusswunden verstorben waren. Im Wundsekret der Toten fand er Bakterien, die er *Microsporon septicum* nannte und als Verursacher der Infektionen vermutete. Um diese These zu beweisen, könnten seiner Meinung nach die anatomischen Befunde maßgebend sein, besser wäre es jedoch, den »Krankheitskeim« zu isolieren, wenn möglich außerhalb des Organismus zu züchten und, wie er 1877 auf einem medizinischen Kongress forderte, durch »Uebertragung dieser Keime auf gesunde Thiere« die Krankheit im Experiment wieder auszulösen.

> »Jede einzelne Infektionskrankheit muß für sich erforscht werden.«
>
> ROBERT KOCH

Kurz nach den Entdeckungen von Klebs gelang es Casimir Davaine, der zuvor auch schon vor Robert Koch über den Milzbrand-Bazillus gearbeitet hatte, durch die Injektion von faulendem Blut in Versuchstieren

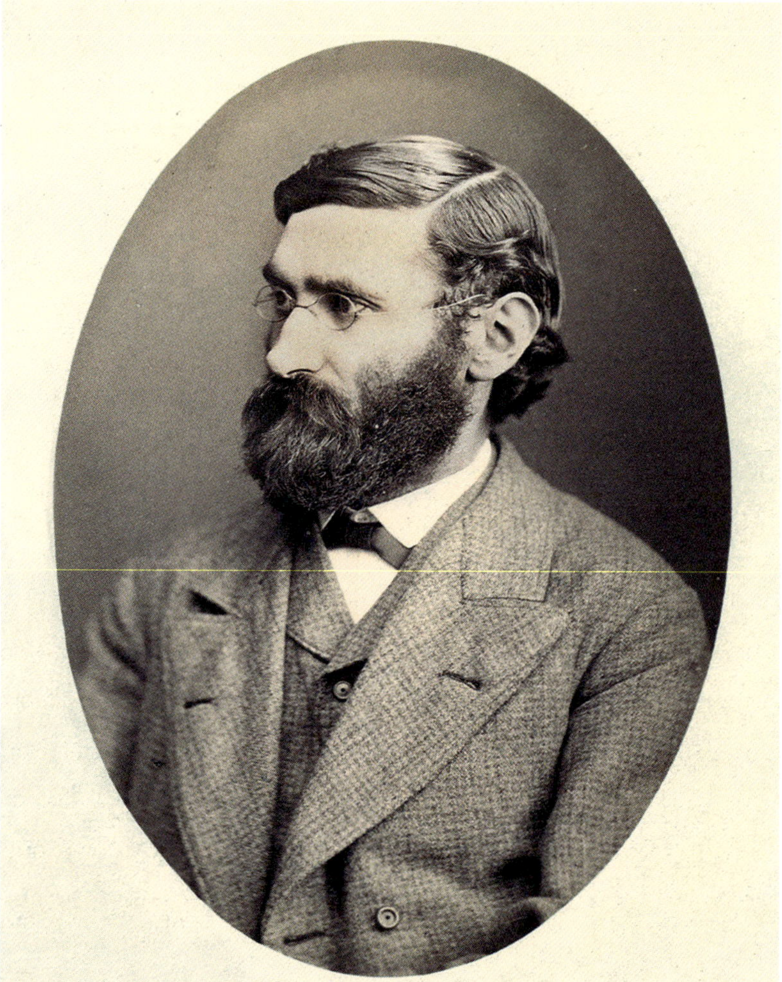

Der Physiker Ernst Abbe (1840–1905) trug mit seinen bahnbrechenden optischen Erfindungen zum Welterfolg der Firma Carl Zeiss im 19. Jahrhundert bei. Politisch engagiert, setzte er sich zudem für Sozialreformen ein.

eine Erkrankung zu erzielen, die er »Septikämie« nannte. Robert Koch kannte Davaines Arbeiten gut, Edwin Klebs sogar persönlich. Im Juli 1878 traf er ihn in Leipzig, wo Julius Cohnheim im selben Jahr eine Professur angetreten hatte.

In zahllosen Tierversuchen infizierte Robert Koch ab Ende 1877 Mäuse und Kaninchen »durch Applikation von faulendem Blut, Fleischinfus, mazerierten Hautstückchen, tierischen Exkrementen«. Dabei stellte sich heraus, dass die Tiere sechs verschiedene Wundinfektionskrankheiten ausbildeten, »welche makroskopisch die größte Ähnlichkeit mit den analogen Erkrankungsformen des Menschen besitzen«. Die Infizierung gelang leicht, problematisch war jedoch der bakteriologische Beweis: Im Gewebe der infizierten Tiere waren keine Mikroorganismen zu finden, die sich mit den auftretenden Krankheiten in Verbindung bringen ließen. Überzeugt, dass die Infektionen einen bakteriologischen Ursprung haben mussten, machte er sich auf die Suche nach einem stärkeren Mikroskop. Zusammen mit Karl Weigert fuhr er im Juli 1878 nach Jena, um sich mit den neuesten optischen Geräten in den Werkstätten von Carl Zeiss vertraut zu machen. Dort hatte der Physiker und Mathematiker Ernst Abbe den Mikroskopbau erstmals auf eine wissenschaftliche Basis gestellt, mit aufsehenerregenden Ergebnissen. Robert Koch erwarb für sich den Abbeschen Kondensor, einen Beleuchtungsapparat für Mikroskope, den Abbe 1869 konstruiert hatte und den er gerade in dieser Zeit optimierte. Die brandneuen Öl-Immersionslinsen, die in diesem Jahr entwickelt wurden, hoben Kochs Forschungsarbeit auf ein neues Level. Mit den leistungsstarken optischen Geräten gelang es ihm nun, winzigste Mikroorganismen in den Präparaten zu entdecken, die zuvor nicht sichtbar gewesen waren. In der Folge konnte er schließlich belegen, was er bereits vermutet hatte: Jede einzelne der von ihm untersuchten Wundinfektionskrankheiten wurde von einem spezifischen Erreger ausgelöst. Zutiefst zufrieden mit den Ergebnissen seiner Arbeit, veröffentlichte Koch seine Entdeckungen noch 1878 in seinem ersten Buch: »Untersuchungen über die Aetiologie der Wundinfectionskrankheiten«.

»Einer jeden Krankheit entspricht, wie wir gesehen haben, eine besondere Bakterienform.«

ROBERT KOCH

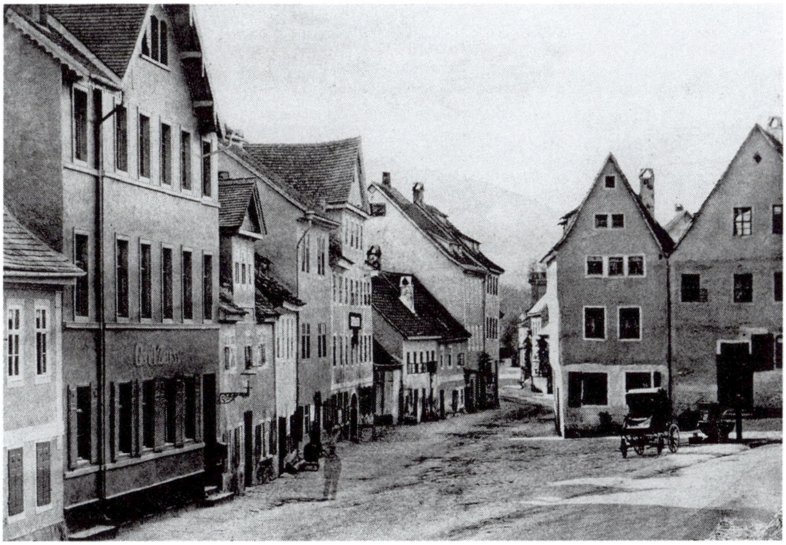

In den Jenaer Werkstätten von Zeiss deckte sich Robert Koch 1878 mit den neuesten optischen Geräten ein.

Zielgerade mit Hindernissen

Die letzten Jahre in Wollstein

Robert Koch konnte ab 1876 Beruf und Wissenschaft nur in einem gewaltigen Kraftakt unter einen Hut bringen. Zu seinen beruflichen Anforderungen kamen private Probleme: Am 6. April 1877 starb sein Vater im Alter von 63 Jahren.

»Es ist jetzt als vollständig erwiesen anzusehen, daß die Bakterien feste, mitunter allerdings schwierig abzugrenzende Arten bilden.«

Robert Koch

Hermann Koch war für seinen Sohn immer ein wichtiger Ratgeber, Lehrer und Unterstützer gewesen. Robert Koch vermisste seinen Vater, zumal die Koch'sche Großfamilie in alle Winde verstreut war. Sieben der neun Brüder waren nach Übersee ausgewandert, nur Hugo, mit dem Robert in engem Kontakt stand, war in Deutschland geblieben. Helene hatte Robert Biewend geheiratet, der an der Bergakademie lehrte. Sie lebten in Clausthal, ebenso die jüngste Schwester Marie. Doch auch sie wanderte schließlich 1884 nach Amerika aus.

Zur tiefen Trauer um den Vater kam hinzu, dass das Familienleben unter Roberts doppelter Arbeitsbelastung zu kurz kam. In einem Brief an seine Tochter, die mit Emmy im Sommer 1877 nach Clausthal gereist war, kann man zwischen den Zeilen lesen, dass er sich erschöpft fühlte und Sorgen machte: »Liebes Trudchen! ... Zu Deinem Geburtstage wünsche ich Dir recht viel Glück. Du wirst nun schon acht Jahre alt und musst von jetzt ab ein recht verständiges Mädel werden, in der Schule tüchtig was lernen, der Mutter in der Küche helfen, Blumen warten, die Thiere füttern und mir beim Mikroskopiren die Gläser putzen und Algen sammeln. Das alles wirst Du schon besorgen müssen, und jedes folgende Jahr wirst Du uns noch mehr Arbeit abnehmen. Zuletzt können Papa und Mama den ganzen Tag im Lehnstuhl sitzen, und unser liebes Trudelchen wird für uns kochen und mikroskopiren und Recepte schreiben. Ach, das wird einmal eine schöne Zeit werden. Aber nun bleib auch nicht mehr zu lange fort. Die Thiere suchen jeden Tag in allen Ecken ... Also komme nur bald wieder zu Deinem lieben Papa.«

Über Emmy Kochs Gefühle und Gedanken über das Vorgehen ihres Mannes in jener Zeit kann man nur spekulieren. Ob sie wirklich so wenig Verständnis für seine Forschungsarbeit aufbrachte, wie es oft dargestellt wird, mag bezweifelt werden. Dagegen spricht, dass sie bis dahin immer regen Anteil an der Arbeit ihres Mannes genommen hatte und selbst naturwissenschaftlich interessiert war. Und ganz sicher freute sie sich mit ihm über seine ersten wissenschaftlichen Erfolge. Aber bestimmt beschäftigten sie auch die Nachteile, die sie mit sich brachten: Aus ihrer Per-

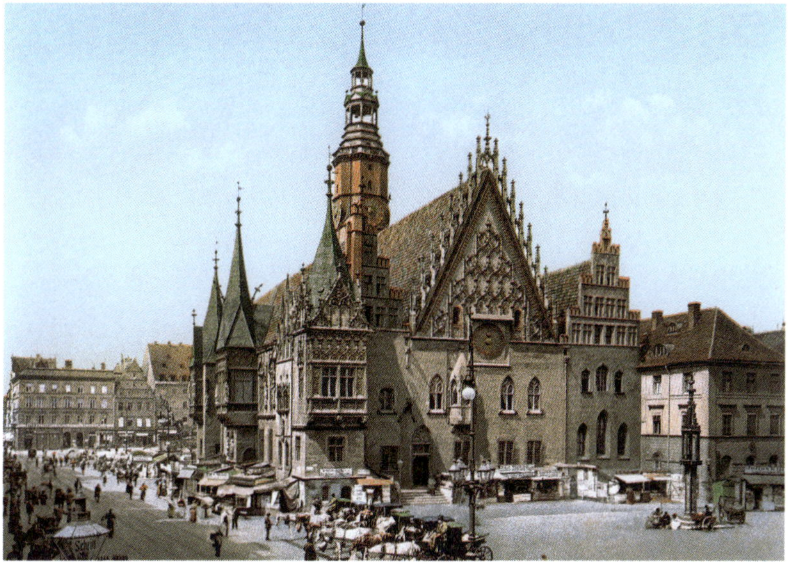

Breslau – hier das Rathaus um 1900 – zählte im späten 19. Jahrhundert fast eine halbe Million Einwohner. Die alte Handelsstadt war ein wichtiger Wissenschaftsstandort in Preußen.

spektive vernachlässigte Robert seine familiären Verpflichtungen, denn seine Forschungen kosteten viel Zeit und Geld. Sicher gab es zu diesem Thema immer wieder Auseinandersetzungen.

Für Emmy, die ihren Mann so gut wie niemand sonst kannte, zeichnete sich wohl damals ab, dass er sich von ihren Bedenken nicht aufhalten lassen wollte. Hatte er 1866 noch ihr zuliebe seine Reise- und Emigrationspläne aufgegeben, würde er nun auch gegen ihren Willen den Weg in die Wissenschaft einschlagen. In den Jahren ab 1877 konnte aber niemand abschätzen, wohin ihn dieser führen würde. Nach Emmys Einschätzung sah es so aus, dass sich ihr Mann in ein ungewisses Abenteuer stürzte, dem er die finanzielle Sicherheit der Familie opferte.

Um Robert Kochs schwierige Arbeitssituation zu entschärfen, versuchte die medizinische Fakultät der Universität Breslau mit Unterstützung von Ferdinand Cohn ab Ende 1879, für ihn eine außerordentliche Professur für Hygiene oder Staatsarzneikunde einzurichten. Als dieser Plan scheiterte, zeichnete sich eine Alternative ab. 1879 wurde Robert Koch das gerichtliche Physikat in Breslau angeboten. Die Stelle war attraktiv, weil sie bessere Möglichkeiten zur wissenschaftlichen Arbeit versprach. Die Entlohnung war jedoch mager und basierte vor allem auf der Bezahlung von Gutachten. Robert Koch war also weiterhin auf die Einkünfte aus einer Praxis angewiesen und hoffte, wie er an Cohn schrieb, sich »aus eigenen Hilfsmitteln auf der Stelle zwei, vielleicht auch drei Jahre halten zu können«. Nach einer kurzen Bedenkzeit nahm er das Physikat an.

»Es ist gewiß eine einseitige Meinung, daß alle noch unbekannten Infektionsstoffe Bakterien sein müssen.«

ROBERT KOCH

Im August 1879 zog die Familie nach Breslau um, samt der Mäusevilla und Emmy Kochs Lieblingsaffen. Er war einer der beiden Affen, die

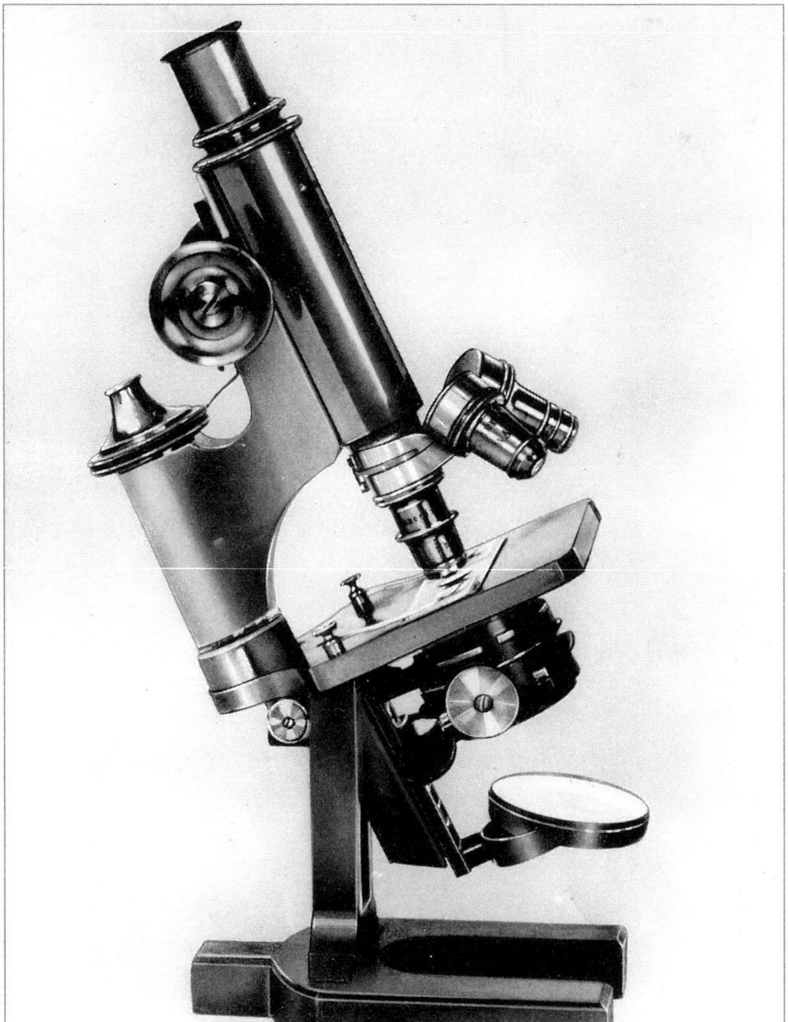

Ein Mikroskop von Zeiss aus dem Jahr 1886. Dieses Modell benutzte Robert Koch für seine Forschungen.

in Wollstein als Versuchstiere bei Robert Kochs Rückfallfieberstudien gedient hatten – und angeblich konnte er sich selbst das Fieberthermometer anlegen. In Breslau sah Emmy ihre schlimmsten Befürchtungen bestätigt. Das Physikat brachte nur wenig Geld ein und die erhofften Privatpatienten blieben aus. Ein finanzielles Desaster bahnte sich an. Robert Koch hätte es in Breslau vielleicht länger ausgehalten, doch offensichtlich schrieb Emmy dem Landrat, dass den Kochs eine Rückkehr nach Wollstein je eher je lieber wäre. Den Wollsteinern, die sogar in einer

Petition um Robert Kochs Rückkehr gebeten hatten, war dies nur recht. Sie schätzten seine medizinischen Fähigkeiten und mochten seine ruhige Art im Umgang mit den Patienten – vor allem mit Kindern, die ihm besonders am Herzen lagen. »Etwas selten Beruhigendes ging von ihm aus«, erinnerte sich eine seiner Wollsteiner Patientinnen. »Wohl selten hängen Kinder mit solcher Liebe an dem Arzt, wie wir an Koch gehangen haben.«

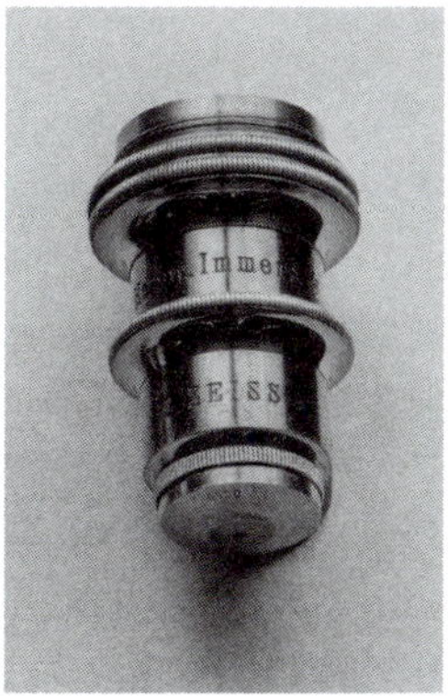

Die berühmte, von Ernst Abbe 1878 optimierte Öl-Immersionslinse von Zeiss. Die leistungsstarken Linsen ermöglichten einen Durchbruch in der Bakteriologie.

Bereits im Oktober trat Robert Koch wieder seine Wollsteiner Physikatsstelle an. Wie sehr diese Episode dem Familienfrieden geschadet hat, kann man nur ahnen. Für Robert Koch war sie sicherlich eine bittere Enttäuschung, doch zuletzt fügte sich für ihn beruflich doch alles zum Guten. Nach der Gründung des Deutschen Reiches 1871 war 1876 in Berlin das Kaiserliche Gesundheitsamt als zentrale Institution unter der Leitung von Johann Heinrich Struck mit einem Chemie- und einem Hygiene-Labor eingerichtet worden. Dem Gesundheitsamt wurden 25 außerordentliche Mitglieder beigestellt, die als Sachverständige bei Projekten herangezogen wurden. Zu diesen gehörten Ferdinand Cohn und ab Anfang 1880 auch Robert Koch. Für Letzteren tat sich dadurch nun eine große Karrierechance auf, die eng mit den politischen Entwicklungen jener Zeit in Verbindung stand. In Berlin hatten ab den 1870er-Jahren unter den liberalen Bürgermeistern Arthur Hobrecht und Max von Forckenbeck, die von Rudolf Virchow fachlich unterstützt wurden, Hygiene und Sozialmedizin einen hohen Stellenwert erhalten. Wohl auch unter ihrem Einfluss ließ sich Kultusminister Robert von Puttkamer überzeugen, das Gesundheitsamt auszubauen. Dieses sollte nun auch der »experimentellen Pathologie und mikroskopischen Technik« Raum geben.

Mitte April 1880 stellte Struck Robert Koch eine besoldete Stelle als Leiter des neuen »pathologisch-anatomischen« Laboratoriums in Aussicht. Diese würde jedoch bei einem Jahreseinkommen von 6000 Mark (plus 900 Mark Wohnzulage) der Familie weniger Geld einbringen als die Praxis in Wollstein. Dennoch entschied sich Robert Koch für die Berliner Stelle. Möglicherweise – eigentlich wahrscheinlich – gab es darüber Streit mit seiner Frau. Schon Ende April 1880 wurde er zum Regierungsrat ernannt und sollte so schnell wie möglich das neue Labor am Gesundheitsamt übernehmen. Hals über Kopf lösten die Kochs ihren Haushalt in Wollstein auf und zogen nahe dem Gesundheitsamt in eine Fünfzimmerwohnung in der Berliner Chausseestraße. Am 10. Juli 1880 trat Robert Koch seine neue Stelle an, die vorerst auf drei Jahre befristet war. Ein entscheidender Lebensabschnitt war damit beendet.

> **»In der mikroskopischen Technik spielen Färbungsmethoden eine Hauptrolle.«**
>
> Robert Koch

Neue Aufgaben
Beamter am Kaiserlichen Gesundheitsamt

In Berlin sah sich Koch von einem Tag auf den anderen in einer völlig neuen Arbeitssituation. Seine Karriere als Arzt hatte er endgültig aufgegeben, vor ihm lagen jetzt neue Aufgaben: zu forschen und Möglichkeiten aufzuzeigen, wie seine wissenschaftlichen Ergebnisse praktisch umgesetzt werden könnten. In seiner neuen Position war er nun gefordert, nicht mehr als Einzelkämpfer, sondern als führender Teamarbeiter zu agieren, der den wissenschaftlichen Kurs bestimmte.

> **»Die Erinnerung an jene Zeit ... als fast täglich neue Wunder der Bakteriologie sich vor unseren staunenden Augen auftaten ... wird uns unvergesslich bleiben.«**
>
> Friedrich Loeffler

Allerdings gestalteten sich die Anfänge im Kaiserlichen Gesundheitsamt bescheiden, denn Robert Kochs Labor war mit Abstand die kleinste Abteilung. Als erster Assistent wurde ihm der Militärarzt Friedrich Loeffler zugeordnet, der seit 1879 am Gesundheitsamt tätig war und unbedingt bei Koch arbeiten wollte (weil ihn die »prachtvollen blutroten Kulturen«, die Koch von *Micrococcus prodigiosus* züchtete, so faszinierten). Loeffler zufolge »waren das chemische und das hygienische Laboratorium neu eingerichtet und für die damaligen Verhältnisse mit Räumen und Apparaten reich ausgestattet. Für Koch war zunächst kein Raum ... Er erhielt nur ein kleines einfenstriges Zimmer als Arbeitsraum, welches mit den herrlichen Laboratorien der anderen Regierungsräthe gewaltig contrastirte. Aber unbekümmert um diese keineswegs glänzende Installirung ging Koch sofort an die Arbeit.«

Die räumliche Situation änderte sich, als nur wenige Monate später Georg Gaffky als zweiter Assistent zu Robert Koch abkommandiert wurde. Gaffky, der wie Friedrich Loeffler, Rudolf Virchow, Emil von Behring und viele andere bekannte Mediziner an der preußischen Militärhochschule »Pépinière« studiert hatte, sollte ein Leben lang ein enger Freund Robert Kochs bleiben. Gegen Ende des Jahres besaß das Labor nun schon ein eigenes Zimmer für Koch, eines für seine Assistenten und ein »photographisches Cabinett«.

Kochs Führungsstil war im Gesundheitsamt, in dem typisch preußischer Beamten- und Militärgeist mit dem dazugehörigen strengen Hierarchiedenken herrschte, Erzählungen zufolge eher ungewöhnlich. Er leitete an, er unterstützte in fachlichen Problemen und er tauschte sich mit seinen Assistenten über methodische Fragen aus. Er ließ sie jedoch

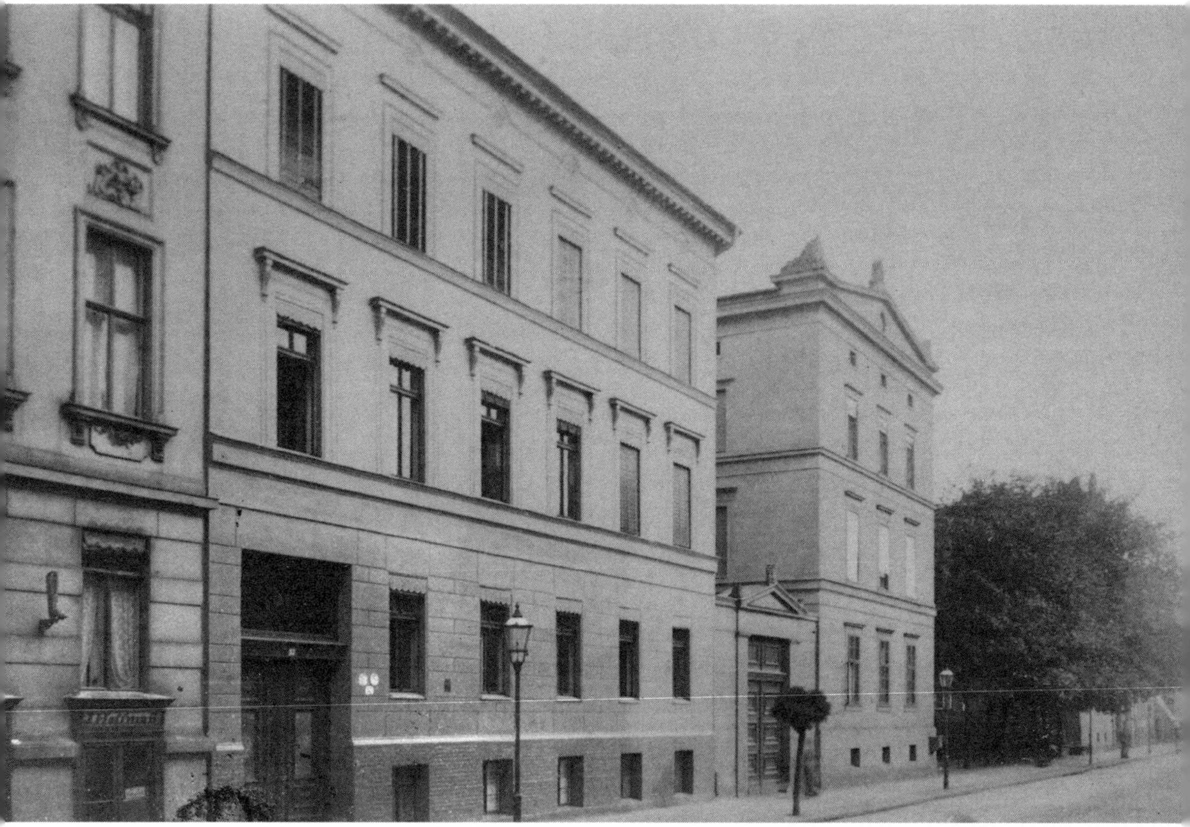

Das Kaiserliche Gesundheitsamt war 1879 bis 1899 in der Berliner Luisenstraße untergebracht.

sehr selbstständig experimentieren, schließlich hatte ja auch er in Wollstein in unabhängiger Forschung beste Ergebnisse erzielt. Mit diesem vertrauensvollen Stil konnte er seine Mitarbeiter hervorragend motivieren. Zudem bot er selbst das beste Vorbild, indem er in seiner Arbeit völlig aufging. Friedrich Loeffler zufolge lernten er und Georg Gaffky in dieser Zeit »was es heißt, beobachten und exakt arbeiten und mit Energie ein vorgestecktes Ziel verfolgen«.

Die ersten Forschungen beschäftigten sich mit der Perfektionierung der experimentell-methodischen Techniken, die Robert Koch in den vergangenen Jahren akribisch erarbeitet hatte: Untersuchung von Bakterien im hängenden Tropfen, Deckglasausstriche, Färbeverfahren und Mikrofotografie. In wenigen Monaten konnte das Instrumentarium der bakteriologischen Forschung erheblich verbessert werden. Ein besonders großer Fortschritt waren die neuen Methoden zum Züchten von Reinkulturen. Diese hatte man bislang auf gekochten Kartoffeln angelegt, das von Robert Koch entwickelte Plattenverfahren war jedoch weitaus besser und wurde zur Standardmethode. Das Untersuchungsmaterial wurde nun gründlich mit flüssiger Gelatine vermischt, die Mischung ließ man dann auf einer sterilisierten Glasplatte in dünner Schicht erstarren. Weil

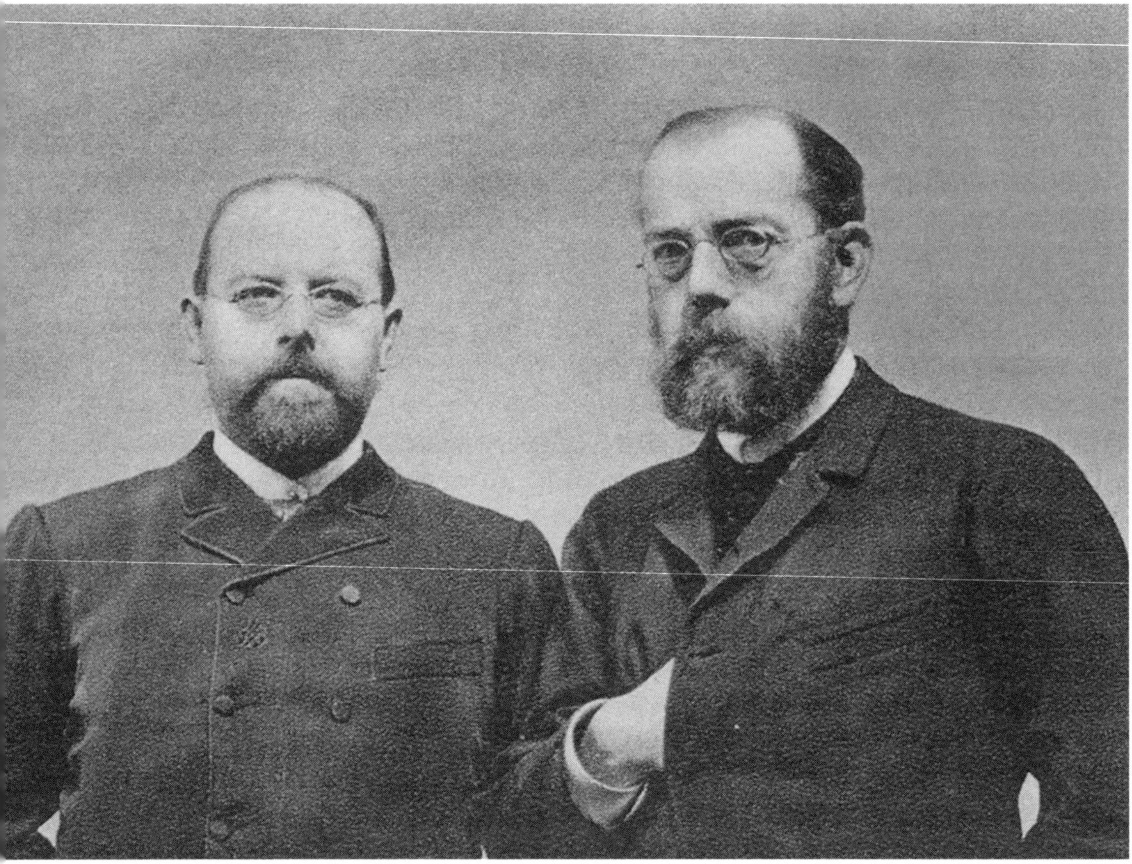

Robert Koch (rechts) und Friedrich Loeffler (1852–1915) im Jahr 1884 am Kaiserlichen Gesundheitsamt. Loeffler entdeckte 1898 zusammen mit Paul Frosch den Erreger der Maul- und Klauenseuche. Er wurde damit zu einem Mitbegründer der Virologie.

die Bakterien in der erstarrenden Masse festgehalten wurden und so räumlich getrennte Kolonien bildeten, konnten sie leicht isoliert werden. Wenige Jahre später wurde die Methode durch den Mikrobiologen Walther Hesse verbessert, indem er Agar-Agar statt Gelatine verwandte, der erst bei weitaus höheren Temperaturen flüssig wird. Die Idee dazu stammte eigentlich von seiner Frau, die mit Agar-Agar Gelees und Sülzen kochte. Perfektioniert wurde sie schließlich von Julius Petri, der ab 1889 am Kaiserlichen Gesundheitsamt arbeitete und die bis heute im Laborbetrieb verwendete Petrischale erfand.

Die minuziösen Beschreibungen der so weit wie möglich optimierten Verfahren veröffentlichte Robert Koch 1881 in den »Mitteilungen aus dem Kaiserlichen Gesundheitsamte« unter der Überschrift »Zur Untersuchung von pathogenen Organismen«. Die Abhandlung erregte starkes Interesse und avancierte bald zur »Bibel der Bakteriologie«. Koch präsentierte darin alle bekannten Methoden, die man, wie er schrieb, »geradezu als den Schlüssel bezeichnen kann für die weitere Erforschung der Mikroorganismen ...«

Nicht weniger folgenreich war eine zweite Veröffentlichung in dem Mitteilungsband von 1881, die Robert Koch, Friedrich Loeffler und Georg Gaffky gemeinsam verantworteten: »Versuche über die Verwertbarkeit heißer Wasserdämpfe zu Desinfectionszwecken«. In mühevoller Kleinarbeit hatten sie herausgefunden, dass die von Joseph Lister eingeführte Karbolsäure bei Weitem nicht so stark desinfizierte, wie man angenommen hatte. Über 70 weitere Chemikalien stellten sich als wenig oder gar nicht wirksam im Kampf etwa gegen die Bakterien heraus, die Robert Koch in seiner Untersuchung der Wundinfektionen identifiziert hatte. Nicht ausreichend effizient und mit Schwierigkeiten behaftet war zudem die Desinfektion mit heißer Luft.

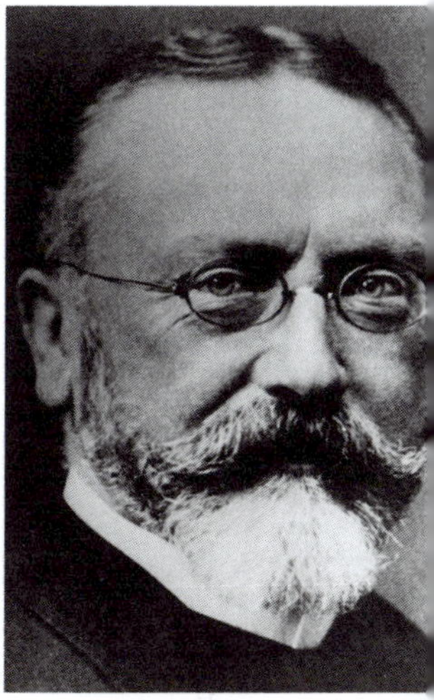

Georg Gaffky (1850–1918) gelang 1884 als Erstem die Reinzüchtung des Erregers von Abdominaltyphus. 1888 wurde er Professor für Hygiene in Gießen und gründete dort das Institut für Medizinische Mikrobiologie.

Schließlich entdeckten die Wissenschaftler, dass strömender heißer Wasserdampf alle anderen bekannten Desinfektionsmittel um Längen schlug. Sie konstruierten dazu den Koch'schen Dampftopf oder Desinfektor, der bald in den Krankenhäusern Einzug halten sollte und dazu beitrug, dass sich dort die Infektionszahlen drastisch verringerten. Umgesetzt wurden die Erkenntnisse auch in den städtischen Desinfektionsanstalten, die im Rahmen der Seuchenprävention gebaut wurden. Dort desinfizierte man die Textilien und Matratzen von Patienten, die an schweren Infektionskrankheiten wie Typhus, Cholera, Ruhr oder Diphtherie gelitten hatten.

In den folgenden Jahren blieb die pragmatische Umsetzung wissenschaftlicher Forschung ein zentraler Punkt in Robert Kochs Arbeit. So beschäftigte er sich etwa immer wieder intensiv damit, wie Wasser gereinigt und desinfiziert werden kann und welche Rolle es in der Verbreitung von Infektionskrankheiten spielt. Als anwendungsorientierter Sozialmediziner wurde er in der Zusammenarbeit mit den Behörden, die er beriet, zum praktizierenden Sozialpolitiker – obwohl er sich ansonsten als unpolitischer Wissenschaftler gab. Er war aber sicherlich kein unpolitischer Mensch, auch wenn er sein Leben lang keiner Partei angehörte und sich in der Öffentlichkeit zu diesem Thema nicht äußerte. Im privaten Kreis muss er durchaus seine Meinung zum politischen Geschehen geäußert haben. Davon zeugt eine Notiz an Georgs Gaffkys Entwurf zu seiner Gedächtnisrede für Robert Koch am 11. Dezember 1910: »Für später: Politisch frei! – Ein Feind der Junker und der Pfaffen!«

> **»Herr Koch ist ein fleißiger und treuer Arbeiter.«**
>
> JOHANN HEINRICH STRUCK

Schlagartig weltberühmt

Robert Koch entdeckt den Tuberkulose-Erreger

Robert Koch hatte einen erfolgreichen Einstand am Kaiserlichen Gesundheitsamt gegeben. Im August 1881 erhielt er Gelegenheit, seine Forschungsmethoden im Rahmen des internationalen medizinischen Kongresses in London in Joseph Listers Labor im King's College vorzustellen.

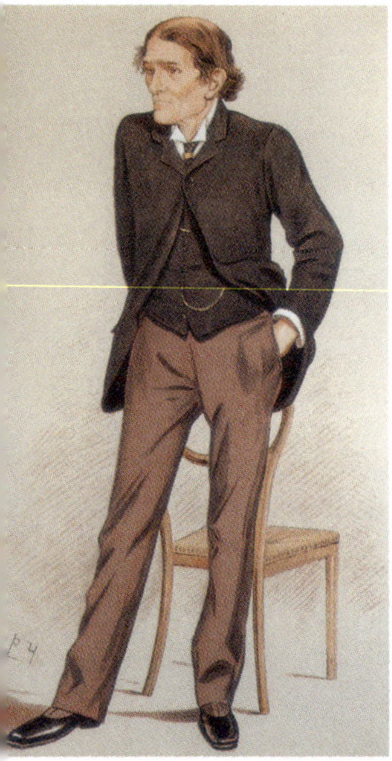

Eine Karikatur von John Scott Burdon-Sanderson (1828–1905), die 1894 in der »Vanity Fair« erschien. Der britische Physiologe beobachtete noch vor Alexander Fleming, dass Penicillin das Wachstum von Bakterien hemmt.

Im Publikum saßen der führende englische Physiologe John Scott Burdon-Sanderson, dem Koch bereits 1877 in Breslau seine Milzbrand-Versuche vorgeführt hatte, und Louis Pasteur. Pasteur, neben Rudolf Virchow der Superstar des Kongresses, zeigte sich besonders von den Reinkulturen beeindruckt – Robert Koch war nun auch international zu einer ernst zu nehmenden wissenschaftlichen Größe geworden. Wieder zurück in Berlin, wurde er von Wilhelm I. im Januar 1882 zum Kaiserlichen Geheimen Regierungsrat in unbefristeter Anstellung ernannt. Die Unsicherheit, die immer wieder Robert Kochs berufliches Leben gekennzeichnet hatte, gehörte nun der Vergangenheit an.

Wenige Tage nach dem Londoner Kongress begann Robert Koch ein Thema zu bearbeiten, das damals die Welt bewegte: die Tuberkulose. Deren Ursache und symptomreiches Krankheitsbild war den Ärzten ein großes Rätsel. 1819 entdeckte der französische Arzt René Laënnec, der Erfinder des Stethoskops, dass sich »tuberkulöse Materie« zwar vorwiegend in der Lunge bildet, aber auch in anderen Organen auftreten kann. Laënnec, der selbst mit 45 Jahren an der Tuberkulose starb, vertrat die These, dass Tuberkeln (Knötchen), Miliarknötchen (typische entzündliche Krankheitsherde in unterschiedlichen Organen) und Kavernen (Hohlräume in der Lunge, die durch das Absterben der Zellen entstehen) zu einer Erkrankung gehören, die verschiedene Stadien mit unterschiedlichen Symptomen durchläuft.

Den Krankheitsbegriff »Tuberkulose« vereinheitlichte erst Johann Lukas Schönlein 1839. Der damals berühmte liberale Arzt, der 1832 aus politischen Gründen aus Bayern in die Schweiz hatte flüchten müssen, diente ab 1840 als Leibarzt von König Friedrich Wilhelm IV. und war ein Lehrer von Rudolf Virchow. Dieser wiederum wandte sich noch 1881 entschieden gegen die Thesen von Laënnec, die er für einen der »größten Irrtümer der Medizin« hielt. Tatsächlich irrte in diesem Fall jedoch Virchow

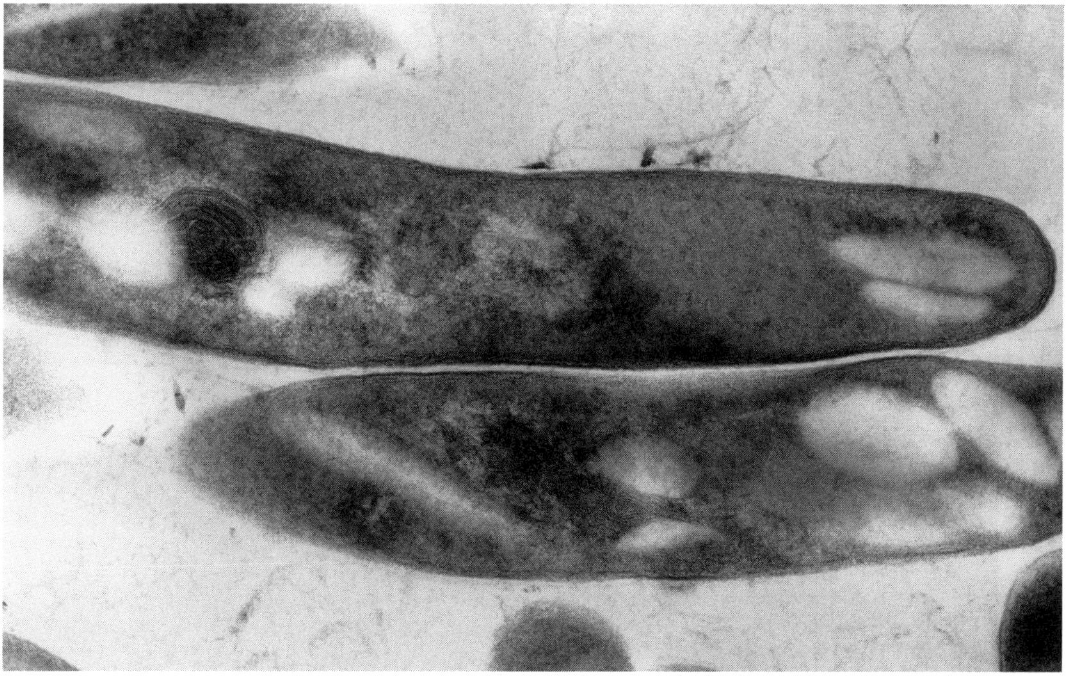

Tuberkulose-Erreger *(Mycobacterium tuberculosis)* in vieltausendfacher Vergrößerung. Die Bakterien vermehren sich nur langsam und sind deshalb nicht einfach zu züchten.

selbst. Er trennte zwischen der »Tuberkulose« als jener Erkrankung mit der typischen Knötchenbildung und den sogenannten Phthisen, die mit Eiter oder dem Absterben von Zellen einhergingen. Diese Erkrankungen, die Virchow streng unterschied, werden tatsächlich jedoch von einem einzigen Erreger ausgelöst – doch wissen konnte man dies zum damaligen Forschungsstand nicht. Einige Ärzte vermuteten aber schon zu diesem Zeitpunkt, dass die Tuberkulose eine übertragbare Krankheit sei. Diese Ansicht basierte auf den Experimenten des französischen Mediziners Jean Villemin. Er hatte Versuchstiere mit tuberkulös infiziertem Gewebe geimpft und diese so mit Tuberkulose infiziert.

Angesichts des Forschungsstandes Ende des 19. Jahrhunderts drängten sich drei Fragen auf: Ist die Tuberkulose eine Infektionskrankheit, die durch Bakterien ausgelöst wird? Falls ja, wie erfolgt die Übertragung? Und welche Erkrankungen sind dann eindeutig tuberkulös, weil sie vom selben Erreger verursacht werden? Robert Koch war klar, dass er sich mit der Erforschung der »Weißen Pest« eine Aufgabe gestellt hatte, an der er entweder grandios scheitern oder brillant reüssieren konnte. Sollte der Fall der Fälle eintreten – die Tuberkulose erweist sich als eine bakterielle Erkrankung – dann mussten seine Experimente einwandfrei und seine Beweise hieb- und stichfest sein, ansonsten würden ihn die Gegner der Infektionshypothese in Grund und Boden argumentieren.

> **»Schon in den ältesten Zeiten hatte man an die Übertragbarkeit der Tuberkulose geglaubt.«**
>
> ROBERT KOCH

Wohl deshalb begann Robert Koch mehr oder minder im Geheimen mit den ersten Tierversuchen im Gesundheitsamt. Am 18. August 1881

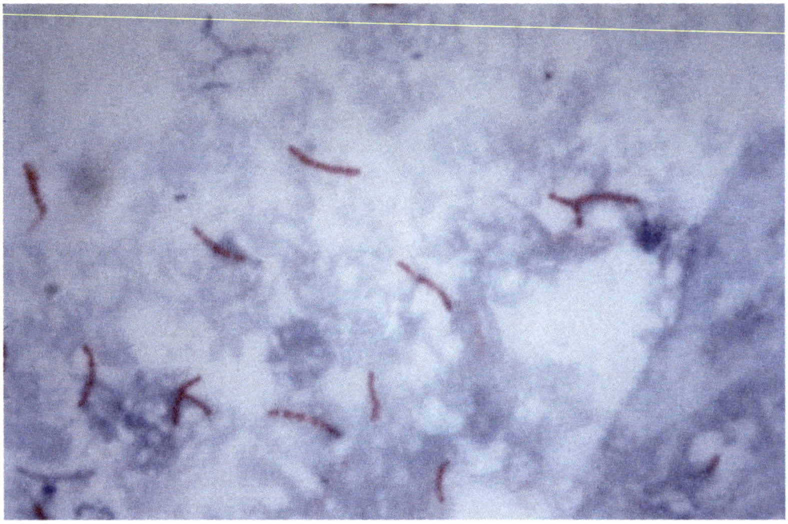

Tuberkulose-Bakterien in tausendfacher Vergrößerung. Die fuchsienrote Farbe nehmen sie durch die sogenannte Ziehl-Neelson-Kontrastfärbung an.

infizierte er zwei Meerschweinchen mit tuberkulösem Gewebe eines Affen. Selbst Ferdinand Cohn, der ihn im Januar 1882 im Labor besuchte, erfuhr nichts von den Experimenten. Wie vor Jahren in Wollstein arbeitete sich Robert Koch stur voran: Er führte Tierversuche aus und fertigte Hunderte Präparate von Tuberkulose-Kranken aus Berliner Kliniken an sowie von Tieren, die an tuberkuloseähnlichen Krankheiten verendet waren. Er färbte die Präparate bei unterschiedlichen Temperaturen und mit den verschiedensten Farben und fand – nichts.

Dann jedoch half ihm der Zufall: Bei Präparat 271 verwendete er versehentlich eine überalterte, alkalisch gewordene Lösung mit Methylenblau, und er ließ es zudem ungewöhnlich lang stehen. Als er später das Präparat mit brauner Farbe nachbearbeitete, stachen auf einmal dünne, spindelförmige, blaue Bakterien aus dem bräunlichen Tiergewebe hervor: der Tuberkulose-Erreger *Mycobacterium tuberculosis*. Der sehr langsam wachsende Bazillus war gefunden. Die Darstellung seiner Reinkultur gelang in Gelatine, die mit Blutserum vermischt war. Schließlich konnte Robert Koch mit den so isolierten Bakterien bei gesunden Tieren wieder eine typische, im ganzen Körper verbreitete Miliartuberkulose erzeugen.

> **»Sie wissen alle, daß es keine Krankheit gibt, welche der Menschheit so tiefe Wunden schlägt wie die Tuberkulose.«**
>
> ROBERT KOCH

Die Experimente zeigten zudem, dass eine Reihe von Infektionen, die bislang oft als verschiedene Erkrankungen gesehen wurden, durch Tuberkelbazillen ausgelöst wurden. So konnten neben der Miliartuberkulose »... käsige Pneumonien, Kavernen, Darmgeschwüre, Tuberkulose des Gehirns, verkäste Lymphdrüsen ...« Lungen-, Darm-, Drüsen-, Gehirn-

Die »Weisse Pest« des 19. Jahrhunderts – die Tuberkulose

Die Tuberkulose ist ein uralter Begleiter der Menschheit und wird vor allem durch das *Mycobacterium tuberculosis* verursacht. Doch auch die bakteriellen Spezies *Mycobacterium bovis, caprae, africanum, microti, canetti* und *pinepedii* können die schleichende Krankheit bei Menschen und Tieren auslösen.

Im 19. Jahrhundert entwickelte sich die Tuberkulose in Europa rasant zu einer Volkskrankheit: Schätzungen zufolge starb etwa ein Siebtel bis ein Fünftel der Bevölkerung im Deutschen Reich an der »Weißen Pest«. Besonders betroffen waren die 15- bis 40-Jährigen: Etwa die Hälfte der Todesfälle in dieser Altersgruppe ging auf das Konto der Tuberkulose.

Bevor Robert Koch den Tuberkulose-Erreger identifizierte, kannte man die Ursache der Krankheit nicht. Manche Mediziner hielten sie für eine Erbkrankheit, andere machten ein wie auch immer geartetes »Kontagium« (Ansteckungsstoff) für ihr Ausbrechen verantwortlich. Man bemerkte aber auch, dass die Tuberkulose vorwiegend eine Armenkrankheit war, da sie besonders dort grassierte, wo viele Menschen auf engstem Raum unter schlechten hygienischen Bedingungen lebten.

Es gab zwar von den Schwestern Brontë über Franz Kafka bis zu Robert Louis Stevenson auch viele prominente, vergleichsweise wohlhabende Opfer der Tuberkulose, besonders weit verbreitet war die Krankheit jedoch in der schlecht ernährten, von schwersten Arbeitsbedingungen gezeichneten Unterschicht.

Im Zuge der Industrialisierung gelangte sie von ländlichen Regionen in die Industriegebiete und Großstädte, die zwischen 1871 und 1910 teilweise um das Dreifache anwuchsen. Allein in rund 30 Jahren nach 1856 nahm Berlins Bevölkerung um fast eine Million zu. Dort und in anderen Großstädten lebte in den Jahrzehnten um die Jahrhundertwende ein Großteil der Menschen in elenden Behausungen in feuchten, dunklen Mietskasernen. Rund sechs Personen wohnten im Durchschnitt in einem Zimmer mit Küche – Idealbedingungen für die Verbreitung des Tuberkulose-Erregers, der in der Regel durch Tröpfcheninfektion übertragen wird. Weltweit erkranken auch heute jährlich fast neun Millionen Menschen an einer Tuberkulose und etwa 1,4 Millionen Menschen sterben jedes Jahr an ihren Folgen, häufig aufgrund einer unzureichenden Behandlung. Sie ist noch immer eine der gefährlichsten Infektionskrankheiten – und noch immer vor allem eine Krankheit der Armen.

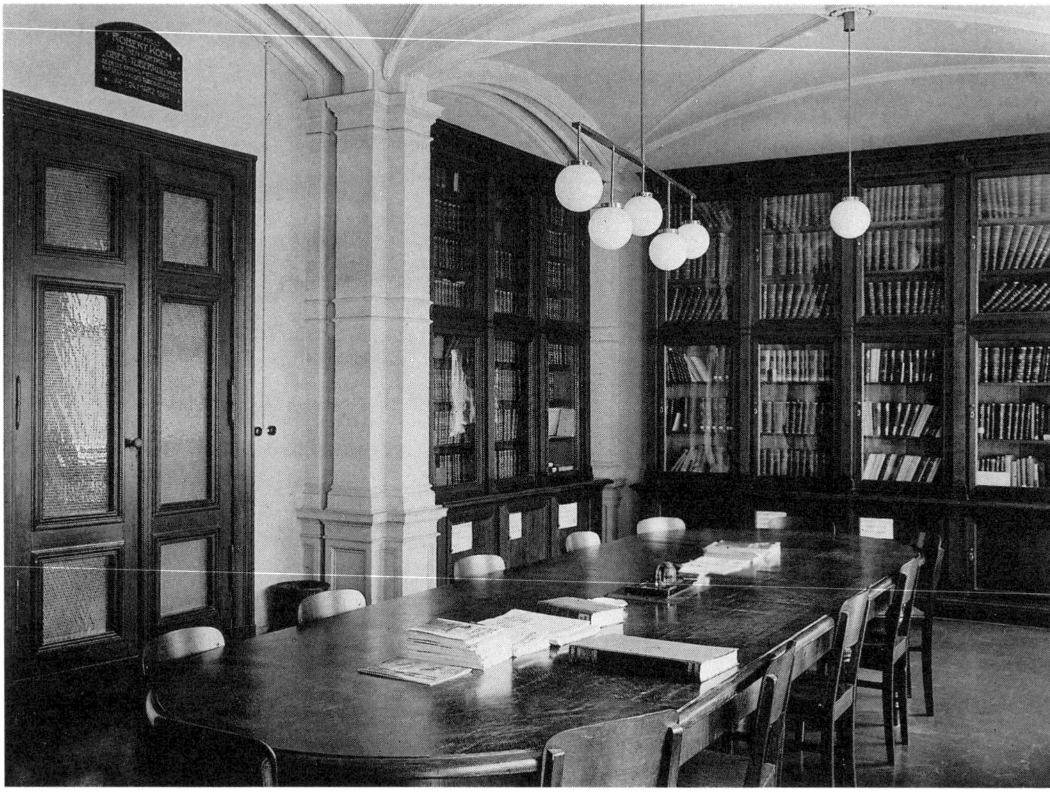

Im Lesesaal des einstigen Physiologischen Instituts demonstrierte Robert Koch am 24. März 1882 seine Entdeckung des Tuberkulose-Erregers. Der Saal gehört heute zum Institut für Mikrobiologie und ist samt Originaleinrichtung erhalten.

und Gelenktuberkulose als eine einheitliche Infektion mit Tuberkelbazillen bestätigt werden – selbst der *Lupus vulgaris* (Hauttuberkulose), den niemand mit der Tuberkulose in Verbindung gebracht hatte.

Seine Forschungen absolvierte Robert Koch in erstaunlicher Geschwindigkeit. Bereits im März 1882 fühlte er sich seiner Sache so sicher, dass er sich an die Berliner Physiologische Gesellschaft wandte, in der er Mitglied war. Er bat darum, seine »maiden speech« zu halten: einen Vortrag mit dem Titel »Über Tuberkulose«. Neugierig drängelten sich am 24. März 1882 zahlreiche Kollegen im Lesesaal des Physiologischen Instituts, darunter Emil Du Bois-Reymond, der Begründer der experimentellen Elektrophysiologie, der Physiologe und Physiker Hermann von Helmholtz – sowie Paul Ehrlich, der 1878 als Arzt an der Charité angefangen hatte.

Für seinen Vortrag hatte Robert Koch einige Mikroskope bringen lassen und eine Unzahl von Präparaten vorbereitet, die er zusammen mit Friedrich Loeffler aufstellte. Zur anschaulichen Darstellung nutzte er auch Zeichnungen und Fotografien. Allein diese topmoderne Ausstattung war für einige Zuhörer ziemlich beeindruckend. Robert Koch war nervös, als er seinen Vortrag begann. »Koch war damals noch nicht der siegesbewußte Redner, der sein Auditorium in glänzender Rede zu faszinieren und mit fortzureißen verstand. Langsam und stockend kamen die Worte aus seinem Munde, aber was er sprach, war klar, einfach, streng logisch aufgebaut, reines unverfälschtes Gold. Mit steigender Spannung folgte das Auditorium seinen auf jeder Etappe durch untrügliche Beweismittel, ausgezeichnete Präparate, gestützten Darstellungen ...«, beschrieb Friedrich Loeffler den Abend. Bald war auch dem letzten Zuhörer im Raum klar, dass er Zeuge eines herausragenden wissenschaftlichen Ereignisses war: Robert Koch hatte die bakterielle Ätiologie der Tuberkulose und damit als Erster die Ätiologie (Entstehungsweise) einer menschlichen Infektionskrankheit einwandfrei nachgewiesen.

»Jener Abend ist mir stets als mein größtes wissenschaftliches Erlebnis in Erinnerung geblieben.«

Paul Ehrlich

Die Sensation verbreitete sich wie ein Lauffeuer, zuerst in Berlin, dann in der ganzen Welt. In den folgenden Tagen strömten Ärzte und Wissenschaftler in das Physiologische Institut, wo die Präparate zur Begutachtung stehen gelassen worden waren. Zu den Besuchern gehörte auch Julius Cohnheim, der mittlerweile an der Universität Leipzig lehrte und sich herzlich über Robert Kochs Erfolg freute. Es kam aber auch Rudolf Virchow – und das zeugte von Größe (und großer wissenschaftlicher Neugierde). Denn Kochs Entdeckung zeigte, dass Virchow in seiner Lehre über die tuberkulösen Erkrankungen teilweise falsch gelegen hatte. Allerdings stand Virchow der Bakteriologie zeit seines Lebens kritisch gegenüber und sprach wohl bis zu seinem Lebensende vom »angeblichen Tuberkelbazillus«. Bewiesen hatte er seine Skepsis schon wenige Jahre zuvor in einem persönlichen Treffen mit dem jüngeren Kollegen, dem er zum ersten Mal in Wollstein in »archäologischer Mission« begegnet war. Robert Koch hatte 1878 Virchow seine Ergebnisse in der Milzbrand-Forschung persönlich gezeigt, doch offenbar war der »Medizinpapst« damals nicht von der Arbeit des jungen Arztes überzeugt. Inzwischen war Robert Koch jedoch kein Nobody mehr, dessen Forschungen man einfach ignorieren konnte.

1882 erschien Robert Kochs berühmtester Vortrag unter dem Titel »Die Ätiologie der Tuberkulose«, gedruckt in der »Berliner Klinischen Wochenschrift«. 1884 wurde er mit neuen Forschungsergebnissen ergänzt in den »Mittheilungen aus dem Kaiserlichen Gesundheitsamte« publiziert. In zahlreiche Sprachen übersetzt, brachte er ihm nicht nur unter Medizinern Weltruhm ein.

Auf der Spur der Infektion

Der Nachweis des Cholera-Erregers

Nicht nur in der Berliner Bevölkerung avancierte Robert Koch nach dem Tuberkulose-Vortrag zum Medizinerstar. Er hielt viele Vorträge, wurde beglückwünscht, und sein Labor im Gesundheitsamt entwickelte sich zu einer Art Pilgerstätte für Wissenschaftler aus dem In- und Ausland, die seine Forschungsmethoden nachvollzogen und die berühmten Präparate besichtigten. Diese waren jetzt leichter anzufertigen, weil Paul Ehrlich noch in der Nacht nach dem Vortrag eine bessere Färbetechnik für die Tuberkulose-Bakterien entwickelt hatte.

»Erst nachdem die Krankheitserreger selbst bekannt geworden waren, konnte sich der Kampf direkt gegen dieselben richten.«

Robert Koch

Darüber hinaus gab es jedoch sofort eine wirklich wichtige Frage zu klären: Wer war eigentlich der erste Entdecker des Tuberkulose-Erregers *Mycobacterium tuberculosis*? War es, wie jedermann annahm, Robert Koch – oder war es Paul von Baumgarten? Der Königsberger Pathologe hatte nämlich vollkommen unabhängig von Robert Koch ebenfalls das Tuberkulose-Bakterium beschrieben und bereits am 18. März 1882, also noch vor Robert Kochs Vortrag am 24. März, seine Forschungsergebnisse in Königsberg den Fachkollegen vorgestellt. Tatsächlich wäre er damit als Entdecker des Bakteriums in die Geschichte eingegangen – wenn er wie Robert Koch Reinkulturen angelegt und Tierversuche unternommen hätte. Von Baumgarten hatte jedoch zwar den Erreger beschrieben, aber nicht bewiesen, ob der Mikroorganismus Tuberkulose wirklich auslöste oder nur eine Begleiterscheinung war.

In der medizinischen Forschung hatte sich Robert Koch nun einen Spitzenplatz erkämpft, doch blieben auch Kritik und Zweifel an seiner Entdeckung nicht aus. Viele Kollegen versuchten seine Arbeit nachzuvollziehen, und nicht selten scheiterten sie an mangelnder Präzision. In zahlreichen Fachzeitschriften erschienen Artikel, die seine Ergebnisse scheinbar widerlegten. Zusehends verärgert über die unsachlichen Anschuldigungen schoss Robert Koch zurück – und zwar scharf. 1883 veröffentlichte er in der »Deutschen Medicinischen Wochenschrift« eine »Kritische Besprechung der gegen die Bedeutung der Tuberkelbazillen gerichteten Publikationen«. Darin ging er unter anderem auf Veröffentlichungen in den USA ein und »die merkwürdige, stellenweise geradezu spaßhafte Aufnahme ..., welche die Tuberkelbazillen bei amerikanischen Forschern gefunden haben [sic]«. Besondere »Prügel« bezog der Österreicher A. Spina für seine 1883 in Wien veröffentlichte Schrift »Studien

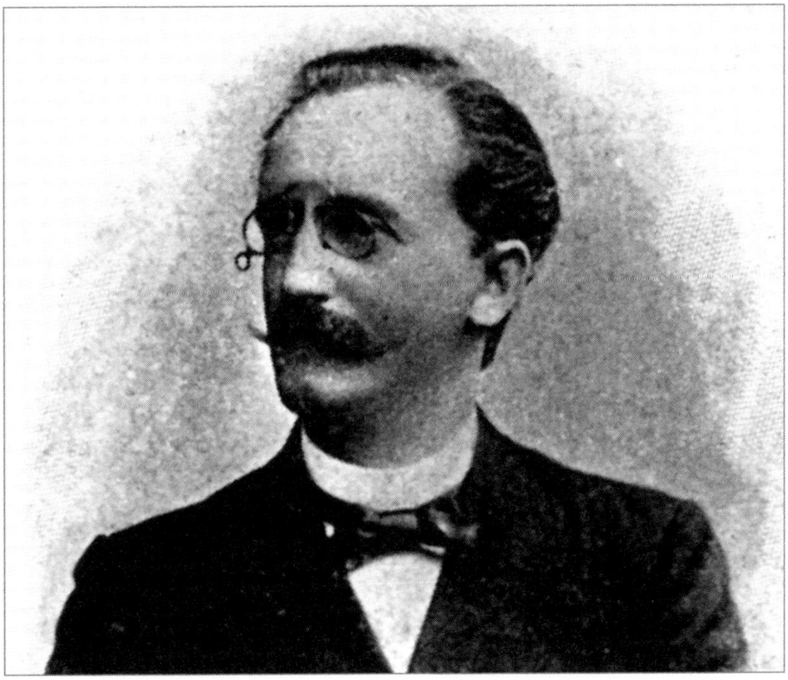

Paul von Baumgarten (1848–1928) beschrieb wenige Tage vor Robert Koch den Tuberkulose-Erreger, hatte ihn jedoch nicht in Reinkultur gezüchtet. Der Königsberger, später Tübinger Professor war ein führender Bakteriologe.

über die Tuberkulose«. Für Robert Koch zeigte sie jedoch nur, dass »Spina weder Bakterien zu mikroskopieren, noch zu kultivieren, noch zu verimpfen versteht«.

Die scharfe Replik auf seine Kritiker zeigte, welch großes Selbstbewusstsein Robert Koch inzwischen in Bezug auf seine Arbeit besaß. Seit er sich 1876 als unsicherer Landarzt in Breslau an Ferdinand Cohn gewandt hatte, hatte er in nur wenigen Jahren eine erstaunliche Entwicklung durchlebt. Jetzt war er von seiner Arbeit so überzeugt, dass er sich nicht vor einer Auseinandersetzung mit dem berühmtesten Mikrobiologen jener Jahre scheute: Er legte sich mit Louis Pasteur an.

Louis Pasteur war zu jener Zeit einer der einflussreichsten Mikrobiologen der Welt. Der Chemiker und Physiker hatte in den 1850er-Jahren entdeckt, dass die Gärung ein biologischer Vorgang ist, bei dem Mikroorganismen eine entscheidende Rolle spielen. Pasteur fand auch heraus, dass einige »Spaltpilze« auch ohne Sauerstoff Stoffwechsel betreiben können. Er legte die Idee der »Urzeugung« ad acta, derzufolge Organismen und Energie aus dem Nichts entstehen können. Und er bewies, dass man Mikroben in Lebensmitteln durch kurzzeitiges Erhitzen (Pasteurisierung) abtöten kann. Als ein Mitbegründer der Bakteriologie ging Louis Pasteur als einer der Ersten davon aus, dass Mikroorganismen auch Krankheiten im menschlichen Körper erzeugen könnten. Anfangs wegen dieser »absurden« Idee verlacht, stieg er spätestens seit seiner Entwicklung der Tollwutimpfung 1885 zum Wissenschaftsstar auf.

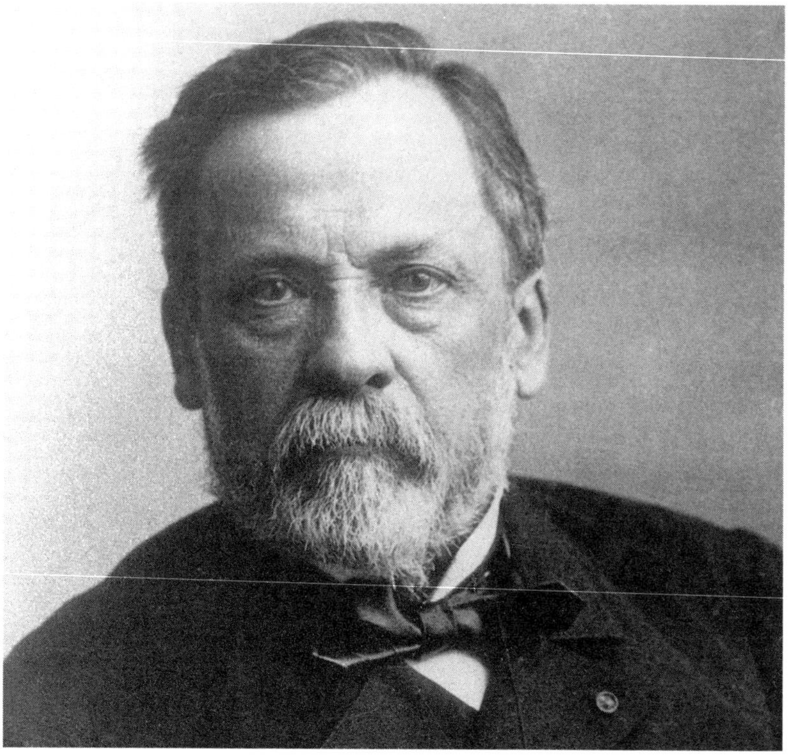

Der französische Chemiker und Biologe Louis Pasteur (1822–1895) gehörte zu den bedeutendsten Wegbereitern der Mikrobiologie. Er entwickelte Impfstoffe gegen diverse Erkrankungen, unter anderem gegen die Tollwut.

Als sich Pasteur und Koch auf dem internationalen medizinischen Kongress in London 1881 zum ersten Mal begegneten, beschäftigte sich Pasteur mit Impfstoffen gegen Geflügelcholera und Milzbrand. Im Mai hatte er einen sensationellen medizinischen Durchbruch erzielt, als er in Pouilly-le-Fort erfolgreich Schafe gegen Milzbrand impfte. Auf dem Kongress war diese aktive Immunisierung das meistdiskutierte Thema. Pasteur, der sich seit 1877 mit dem Milzbrand auseinandersetzte, hatte als einer der ersten Spitzenwissenschaftler Robert Kochs Artikel über die Ätiologie des Milzbrandes lobend zur Kenntnis genommen. Seitdem hatte er weiter an der Erforschung der Erkrankung gearbeitet, dabei allerdings wohl die Entdeckungen Kochs und anderer Forscher in den Hintergrund gestellt. Koch war deshalb reichlich verschnupft.

Pasteur stellte unter anderem die These auf, dass die Anthraxsporen im Boden durch Regenwürmer vom Untergrund an die Erdoberfläche verbracht würden, wo sie zusammen mit dem Staub in das Futter gelangten. Er schlug deshalb vor, den Milzbrand durch die Vernichtung der Regenwürmer auszumerzen. Ein kühner Vorschlag, den Robert Koch in

Versuchsreihen widerlegte – zum Glück für die französischen Bauern, denn ohne Regenwürmer hätte die Qualität ihres Bodens erheblich gelitten. Dies wiederum wusste man jedoch erst, als Charles Darwin 1881 nach 40 Jahren hingebungsvoller Erforschung der Regenwürmer deren entscheidende Rolle für die Bodenbiologie bewies.

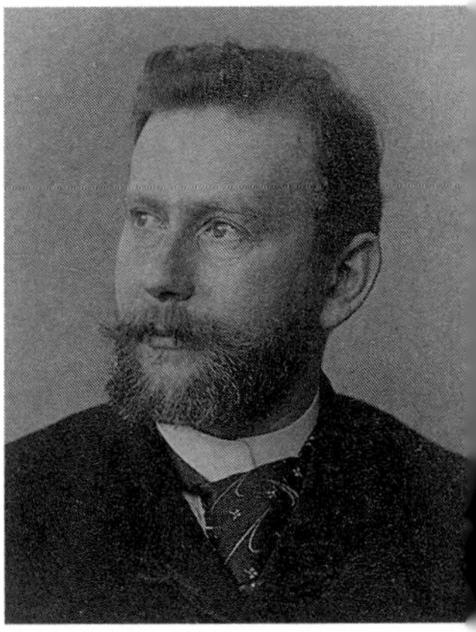

Paul Ehrlich (1854–1915) zählte zu Robert Kochs berühmtesten Schülern. Er begründete die Chemotherapie und entwickelte als Erster ein Chemotherapeutikum gegen die Syphilis. 1908 erhielt er den Nobelpreis für Medizin.

Robert Koch verriss Pasteurs Theorie in dem Artikel »Zur Ätiologie des Milzbrandes«, der 1881 in den »Mittheilungen aus dem Kaiserlichen Gesundheitsamte« erschien und den Pasteur auf dem Londoner Kongress noch nicht kannte: »Die Theorie von der Bedeutung der Regenwürmer für die Milzbrand-Ätiologie erweist sich demnach ... als ein Irrtum, und das Gesamtresultat der Prüfung seiner Milzbrand-Arbeiten läßt sich dahin zusammenfassen, daß wir Pasteur bisher auch nicht das geringste verdanken, was unsere Kenntnisse über die Milzbrand-Ätiologie bereichert hätte.« Darüber hinaus polemisierten Friedrich Loeffler und Georg Gaffky im selben Band der »Mittheilungen« heftig gegen Pasteur. Sie warfen ihm vor allem vor, dass seine Labormethoden mangelhaft und die Wirksamkeit seiner Impfungen zweifelhaft seien.

Die Attacke gegen Pasteur war in ihrer Schärfe starker Tobak, und offenbar unterschätzte Koch ihre Wirkung auf seinen französischen Kollegen, der unter Zeitgenossen als sagenhaft humorlos und hitzköpfig bekannt war. Pasteur reagierte mit einer scharfen Replik und arrangierte zudem im April und Mai 1882 erfolgreiche Anthrax-Impfversuche im Königreich Preußen. Zu diesen war Robert Koch als Beamter des Kaiserlichen Gesundheitsamtes nicht eingeladen, er verfolgte sie jedoch aufmerksam. Im Gegenzug wurde Robert Koch von Pasteurs Assistent Louis Thuillier im Gesundheitsamt besucht. Thuillier, der unbedingt die Tuberkulose-Präparate sehen wollte, beschrieb in einem Brief an Pasteur die Situation im Gesundheitsamt recht kritisch: Den Direktor des Gesundheitsamtes, Struck, hielt er für einen ausgemachten, unbeliebten Idioten und Koch für ziemlich »krachledern«.

Die Situation spitzte sich im September 1882 auf dem IV. Internationalen Hygiene-Kongress in Genf zu, auf dem Pasteur in seinem Vortrag auf Kochs Kritik einging. Koch, der zu dieser Zeit seinen Tuberkulose-Erfolg genoss, saß im Publikum und provozierte aufgrund eines ärgerlichen Übersetzungsfehlers einen peinlichen Eklat. Weil er nicht sehr gut Französisch sprach, wurde ihm Pasteurs Vortrag von dem Mediziner Ludwig Lichtheim übersetzt, den Robert Koch seit seiner Milzbrand-Demonstration 1876 in Breslau kannte. Pasteur sprach in seiner Rede von Kochs *re-*

> **»An dieser Pasteurschen Lehre von der Milzbrandätiologie ist nur weniges neu und dieses Neue beruht auf Irrtümern.«**
>
> ROBERT KOCH

cueil allemand (also der »deutschen Sammlung«), doch Lichtheim verstand *orgueil allemand* – »deutscher Hochmut«. Koch sprang empört auf und wollte protestieren, Pasteur wiederum verstand seine Aufregung nicht, winkte verärgert ab und ließ sich nicht unterbrechen. Schließlich weigerte sich Koch, direkt auf dem Kongress auf Pasteur zu antworten, da sein Französisch zu schlecht sei und Pasteur kein Deutsch spreche und außerdem in seiner Rede nichts Neues zum Thema Hygiene beigetragen hätte. Er werde eine schriftliche Antwort verfassen.

Der Vorfall wurde noch nationalistisch aufgekocht, als im Anschluss an die Konferenz im »Berliner Tageblatt« ein Bericht über die Kontroverse erschien, der dem Ganzen einen politischen Unterton verlieh. Robert Koch musste einen Bericht an den Staatssekretär des Inneren abliefern, in dem er sich bitter über den »provocirenden« Vortrag Pasteurs beklagte. Wenige Wochen später erschien seine Replik »Über die Milzbrandimpfung« auf Deutsch und Französisch. Darin bezeichnete er Pasteurs Labormethoden als »mangelhaft« und kreidete ihm an, dass er kein Arzt sei – eine dumme Beleidigung. Darüber hinaus kritisierte er, dass Pasteur seine Methoden zur Abschwächung des Milzbrand-Bazillus nicht ausreichend dargelegt hätte, sodass das Verfahren weder wiederholt noch überprüft werden könne. Damit stünde er im Gegensatz etwa zu dem französischen Mediziner Henry Toussaint, der sein Verfahren zur Abschwächung des Bakteriums nachvollziehbar veröffentlicht hätte.

Louis Pasteurs Antwort, »La vaccination charbonneuse«, erschien noch 1882 und war nicht höflicher. Im Nachhinein kann man vermuten, dass ihn besonders die Erwähnung seines Konkurrenten Toussaint geärgert hatte. Denn tatsächlich kann man seit der Veröffentlichung von Pasteurs Tagebüchern in den 1990er-Jahren davon ausgehen, dass er bei seiner berühmten Milzbrand-Impfvorführung in Pouilly-le-Fort geschummelt hatte. Offenbar hatte er heimlich Vakzine benutzt, die nach der Methode von Toussaint produziert worden waren, und damit seinen Erfolg erzielt. Aber: Diese Unsauberkeit Pasteurs war weder Koch noch anderen bekannt.

Die Stimmung zwischen den französischen und deutschen Bakteriologen war also gereizt, als 1883 in Ägypten die Cholera ausbrach. Die Nachricht war besorgniserregend, denn noch immer wusste man nicht, was die tödliche Seuche auslöste, wie sie übertragen wurde und wie man sie aufhalten konnte. Robert Koch hing der Hypothese an, dass ein Erreger – und nur dieser eine – die Krankheit im menschlichen Wirt auslöse.

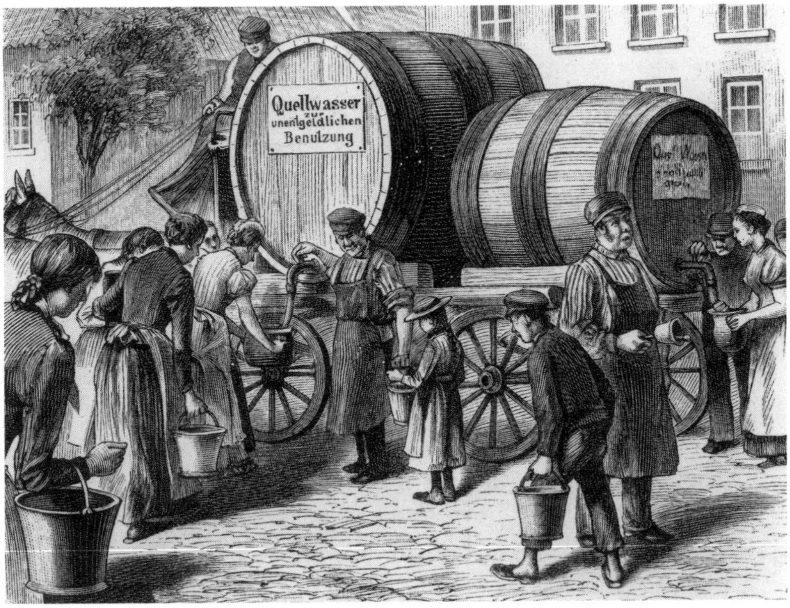

Frisches, sauberes Trinkwasser war in vielen Städten des 19. Jahrhunderts nicht erhältlich. Seine Rolle bei der Übertragung von Infektionskrankheiten erkannte man erst in der zweiten Hälfte des 19. Jahrhunderts.

Er stand damit im Gegensatz zu dem bayerischen Professor für medizinische Chemie, Max von Pettenkofer. Dessen Thesen zufolge wurde die Cholera durch ein Gas übertragen, das entstehe, wenn sich Harn und Kot von infizierten Menschen im Boden zersetzten. Der »Cholerakeim« würde erst dort in einem chemischen Prozess zu einem ansteckenden Erreger.

Dies war der Stand der Wissenschaft, als das Kaiserliche Gesundheitsamt am 24. August 1883 Robert Koch zusammen mit seinen Assistenten Georg Gaffky und Bernhard Fischer sowie dem Chemiker Hermann Treskow nach Ägypten schickte, um die Krankheit und deren Übertragungswege zu erforschen. Eine französische Expedition war schon Tage zuvor nach Alexandria gereist und arbeitete dort im Hôpital Européen. Zu ihr gehörten Louis Pasteurs Assistenten Émile Roux und Louis Thuillier sowie der Medizinprofessor Isidore Straus und der Veterinärmediziner Edmond Nocard.

Die deutsche Expedition arbeitete in Alexandria eng mit Stephanos Kartulis vom griechischen Krankenhaus und dem Schweizer Johannes Schiess zusammen. Sie sammelten alle möglichen Informationen zur Klärung der Situation, seien es Sterblichkeitsraten, Daten über die Ausbreitung der Krankheit oder über Pilgerzüge nach und von Mekka. Diese verglich man mit eigenen Beobachtungen, zum Beispiel über die Gewinnung und Filtration von Trinkwasser. Fieberhaft untersuchten beide

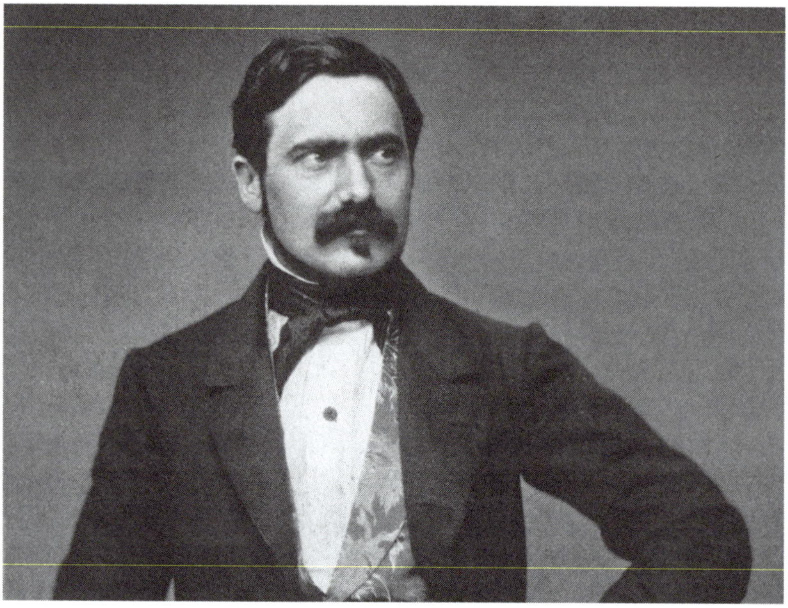

Der naturwissenschaftliche Allrounder Max von Pettenkofer (1818–1901) war Arzt, Chemiker und Pharmazeut. Dank des leidenschaftlichen Hygienikers wurde München Ende des 19. Jahrhunderts zu einer der saubersten Städte Europas.

Teams die Exkremente der Kranken und sezierten die wenigen Cholera-Leichen, die sie zur Untersuchung erhielten, denn die Seuche war schon wieder am Abklingen. Sie grassierte nur noch in nilaufwärts gelegenen Dörfern, in denen die Bevölkerung jedoch aus religiösen Gründen nie Obduktionen zugelassen hätte. Die Sektionen zeigten Veränderungen im Darm und ein Vorkommen bestimmter Bakterien in den Darmwänden der Verstorbenen. Die Mikroorganismen ließen sich jedoch nicht differenzieren, da in der Hitze Ägyptens die Labormethoden mit Färbemitteln und Gelatineböden versagten. Auch die Infektion von Versuchstieren mit der Cholera gelang nicht.

Robert Koch verfasste regelmäßig anschauliche Berichte an den Staatsminister des Innern, Joseph von Boetticher, die 1887, überarbeitet und mit den korrekten Angaben der wissenschaftlichen Literatur versehen, als detaillierter »Bericht über die Thätigkeit der zur Erforschung der Cholera im Jahre 1883 nach Egypten und Indien entsandten Kommission« in den »Arbeiten aus dem Kaiserlichen Gesundheitsamte« erscheinen sollten. Während der Expedition wurden sie vom Reichsamt des Innern jedoch schnellstmöglich und ohne Überprüfung im »Reichsanzeiger«, in der »Deutschen Medicinischen Wochenschrift« sowie sogar in Tageszeitungen zu durchaus propagandistischen Zwecken publiziert. Die Öffentlichkeit in Deutschland hatte großes Interesse an den Erfolgen »ihrer«

> **»Ich fange nachgerade an, an Pettenkofer und seinem Institut irre zu werden.«**
>
> Robert Koch

Bedrohung für Millionen – die Cholera

Bevor sie ab dem frühen 19. Jahrhundert in Europa in Epidemien auftrat, war die Cholera dort unbekannt gewesen. Die hoch ansteckende Magen-Darm-Infektion kam von Indien unter anderem durch Armeen, Kaufleute, Auswanderer und die Schifffahrt in den Westen. Dort wütete sie vor allem in den Elendsvierteln der Großstädte, wo katastrophale hygienische Bedingungen herrschten. Der vierten Cholera-Epidemie in Europa fielen von 1863 bis 1875 allein in Preußen rund 114 000 Menschen zum Opfer.

Mitte des 19. Jahrhundert machten die meisten Wissenschaftler Miasmen, »üble, giftige Dünste«, für die Verbreitung von Infektionskrankheiten wie der Cholera verantwortlich. Manche Mediziner waren jedoch schon damals auf der richtigen Spur: So erkannte 1854 der Londoner Arzt und epidemiologische Pionier John Snow, dass die Verbreitung der Krankheit direkt mit fäkal verunreinigtem Trinkwasser in Verbindung steht. Im selben Jahr sah der italienische Anatom Filippo Pacini den Erreger der Cholera, das kommaförmige, schnell bewegliche Bakterium *Vibrio cholerae*, unter dem Mikroskop.

Beider Arbeiten wurden aber in Deutschland weniger beachtet als die Erkenntnisse des Münchner Professors für medizinische Chemie, Max von Pettenkofer. Dieser nahm zwar fälschlicherweise an, dass sich die Cholera über die Luft verbreitet, führte aber dennoch als erster deutscher Professor für Hygiene die richtigen Maßnahmen aus: Er sorgte in München für eine gut funktionierende Kanalisation und eine zentrale Versorgung mit sauberem Trinkwasser.

Damit wurde die Cholera erfolgreich von der Stadt ferngehalten, denn tatsächlich gelangen die ein bis zwei Wochen ansteckenden Erreger über die menschlichen Ausscheidungen in das Abwasser. Auf diese Weise geraten sie – bei schlechten hygienischen Bedingungen – in das Trinkwasser und von dort etwa in Muscheln oder Fische. Auch über solche kontaminierten Nahrungsmittel können sich Menschen mit Cholera anstecken.

Noch heute erkranken jährlich bis zu vier Millionen Menschen an der Cholera und bis zu 140 000 sterben daran, obwohl sie mit preiswerten Mitteln gut behandelt werden kann. In der Regel ist sie vor allem eine Krankheit der Kriege, Katastrophen und der Armen, die unter unzureichenden sanitären Bedingungen und ohne sauberes Wasser leben müssen. Die beste Prävention vor Cholera sind Hygiene, sauberes Trinkwasser und gute sanitäre Einrichtungen. Die derzeit verfügbare Cholera-Impfung bewirkt eine nur wenige Jahre anhaltende Immunität.

> **»Zieht man alle bis jetzt geschilderten Eigenschaften der Kommabazillen in Betracht, dann muß man die Überzeugung gewinnen, daß dieselben einer bestimmten, gut charakterisierten Bakterienart angehören.«**
>
> Robert Koch

Expedition, und schon bald bekam die Darstellung über den wissenschaftlichen »Wettlauf« einen unguten chauvinistischen Charakter. Dieser fand auch kein Ende, als sich Louis Thuillier mit der Cholera ansteckte und am 18. September im Alter von nur 27 Jahren verstarb. So schwadronierte das »Berliner Tageblatt« noch am 26. September von den »Herren Franzosen«, die von Geheimrat Koch »in ihre engen wissenschaftlichen Pfähle zurückgewiesen« wurden.

Die französische Expedition brach einige Tage nach Thuilliers Tod ihre Untersuchungen ab und kehrte in die Heimat zurück. Die deutsche Expedition (ohne Treskow) fuhr jedoch Ende Oktober weiter nach Kolkata (Kalkutta), wo sie am 11. Dezember – an Robert Kochs 40. Geburtstag – ankam. Dort grassierte die Cholera, und den Wissenschaftlern stand mehr Forschungsmaterial zur Verfügung als ihnen lieb sein konnte. Im kühleren Kolkata versagten die Labormethoden nicht, und bereits im Januar konnte das charakteristisch kommaförmige Cholera-Bakterium *Vibrio cholerae* isoliert und in Reinkultur gezüchtet werden.

Damit war jedoch noch nicht geklärt, ob es tatsächlich der Erreger ist und wie die Übertragungswege der Seuche verlaufen. Da der letzte schlüssige Beweis – die Auslösung der Krankheit im Tierversuch – nicht erbracht werden konnte, musste sich Robert Koch auf epidemiologische Beobachtungen verlassen. Diese konzentrierten sich unter anderem auf sogenannte Tanks, die in den Stadtvierteln und Dörfern als Trinkwasserreservoirs, zur Körperreinigung und zum Wäschewaschen dienten. Robert Koch konnte lückenlos nachvollziehen, dass sich in einer Region die Seuche bei den Menschen ausbreitete, die Wasser aus einem Tank getrunken hatten, in dem zuvor die Wäsche von einem Cholerakranken gewaschen worden war. Das Rätsel über den Erreger der Cholera und deren Verbreitung über infiziertes Trinkwasser war damit gelöst, aber eigentlich, wenn man streng Robert Kochs eigenen Vorgaben folgte, nicht bis ins Letzte bewiesen. Doch auch ohne bestätigenden Tierversuch war Robert Koch felsenfest von seiner Entdeckung überzeugt – und mit ihm ein großer Teil der Wissenschaftler. Bei Kochs Rückkehr nach Deutschland im Mai 1884 stand die Presse Kopf. In der Zeitschrift »Kladderadatsch« begrüßte man die Expedition mit einem Gedicht: »Aus den sumpfigfeuchten, / Aus den Cholera-verseuchten / Ländern seid ihr heimgekehrt! / Zitternd sahn wir einst euch scheiden. / Nach Gefahren, Müh'n und Leiden / Ruht nun aus am trauten Herd! / Mögt ihr jetzt Bazillen züchten / Und euch freuen an den Früchten / Eurer Fahrt recht lange noch! / Aber

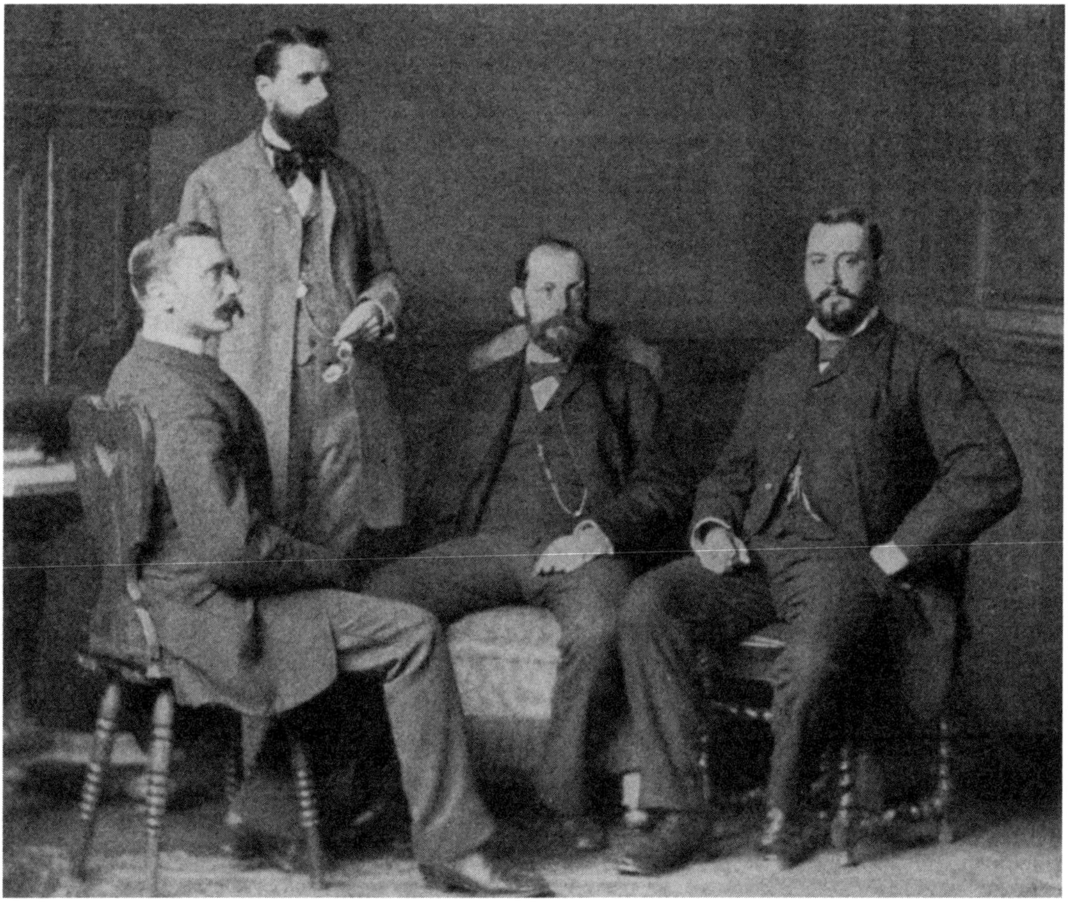

Die Mitglieder der deutschen Cholera-Expedition 1883 nach Ägypten: (von links) Georg Gaffky, Hermann Treskow, Robert Koch und Bernhard Fischer. 1884 arbeitete das Team ohne Treskow weiter in Indien.

Dank und Ruhm vor allen / Soll aus tiefster Brust erschallen / Dir, Bacillen-Vater Koch!« Und das »Berliner Tageblatt« dröhnte mit chauvinistisch geschwellter Brust: »Willkommen, Ihr Sieger«, und zwar im »waffenstolzen Neudeutschland«. Auch die wie immer rührige Souvenirindustrie packte die Gelegenheit beim Schopf und produzierte den entsprechenden profitablen Kitsch. Besonders beliebt waren Pfeifendeckel und rote Taschentücher, auf denen Robert Kochs Porträt, mit Lorbeer umkränzt, gedruckt war. Zumindest in der Pfeifendeckel- und Taschentuchindustrie spielte er damit in einer Liga mit Bismarck, Moltke und dem Kaiser. Dieser wiederum belohnte Robert Koch mit 100 000 Mark – einer enormen Summe! – und dem Kronenorden zweiter Klasse am schwarzweißen Bande. Robert Koch wurde zum Helden des jungen deutschen Kaiserreichs stilisiert.

Am Wendepunkt

Die Tuberkulin-Katastrophe

Die Cholera-Expedition war nicht nur ein großer Erfolg für Robert Koch und sein Team, er hatte sie auch trotz der hohen Arbeitsbelastung und der körperlichen Anstrengung genossen. Für ihn hatte sich mit der Forschungsreise ein Traum erfüllt, den er schon seit seiner Jugend gepflegt hatte. In privaten Briefen aus Ägypten und Indien zeigte er sich immer wieder fasziniert von den Eindrücken, die auf ihn einstürmten.

»Im Gesundheitsamt ist noch immer alles beim alten, immer noch kein Direktor in Aussicht, und ich möchte so gerne die Vertretung los sein.«

Robert Koch

Begeistert schrieb er Emmy von den »prachtvollen Palmen, blühenden Oleanderbäumen und riesigen Gummibäumen« und in einem weiteren Brief: »Wir sahen Städte und verkehrten mit Menschen, die noch ganz unberührt geblieben sind von europäischer Kultur und orientalisches Wesen in unverfälschter Weise erkennen lassen. Den Gipfelpunkt unserer Erlebnisse bildete ein Kameelritt [sic] in die Wüste, wohin uns ein Schech [sic] der Beduinen führte.« Auf der vierwöchigen Überfahrt von Ägypten nach Indien legte das Schiff des Teams einen Zwischenhalt in Colombo auf Sri Lanka ein, wo er sich auf einen »Ausflug in das Innere dieser feenhaften Insel, welche noch Urwälder und wilde Elephanten hat«, freute.

Während der Expedition war Robert Koch wahrscheinlich an Malaria erkrankt, und immer wieder litt er auch unter teils heftigen Magen-Darm-Beschwerden. Zurück in Deutschland hatte er kaum Zeit, sich zu erholen. Nachdem er im Juni 1884 zum Mitglied des Preußischen Staatsrates ernannt worden war, reiste er Anfang Juli auf Einladung der Gesundheitsbehörden nach Toulon und Marseille. Dort gaben mehrere Krankheitsfälle Anlass zur Befürchtung, dass die Cholera erneut ausgebrochen war. Zusammen mit Émile Roux und Isidore Straus, die er in Alexandria als Mitglieder der französischen Cholera-Expedition kennengelernt hatte, konnte er die Erkrankungen eindeutig als Cholera identifizieren.

Ebenfalls im Juli organisierte er eine erste »Konferenz zur Erörterung der Cholera-Frage«. Sie fand unter Vorsitz von Rudolf Virchow statt und war umso dringlicher, da erneut eine Cholera-Epidemie über Europa hinwegzurollen drohte. Die Sachverständigen besprachen dort nicht nur die Ätiologie der Krankheit, sondern diskutierten auch über notwendige Maßnahmen, um die Seuche aufzuhalten, seien es etwa die Einhaltung einer Quarantäne oder strikte Desinfektionsverfahren. Eine weitere Cholera-Konferenz fand im Mai 1885 statt, darüber hinaus reiste Robert Koch von Mai bis Juni 1885 nach Rom, wo auf der Internationalen Sanitäts-

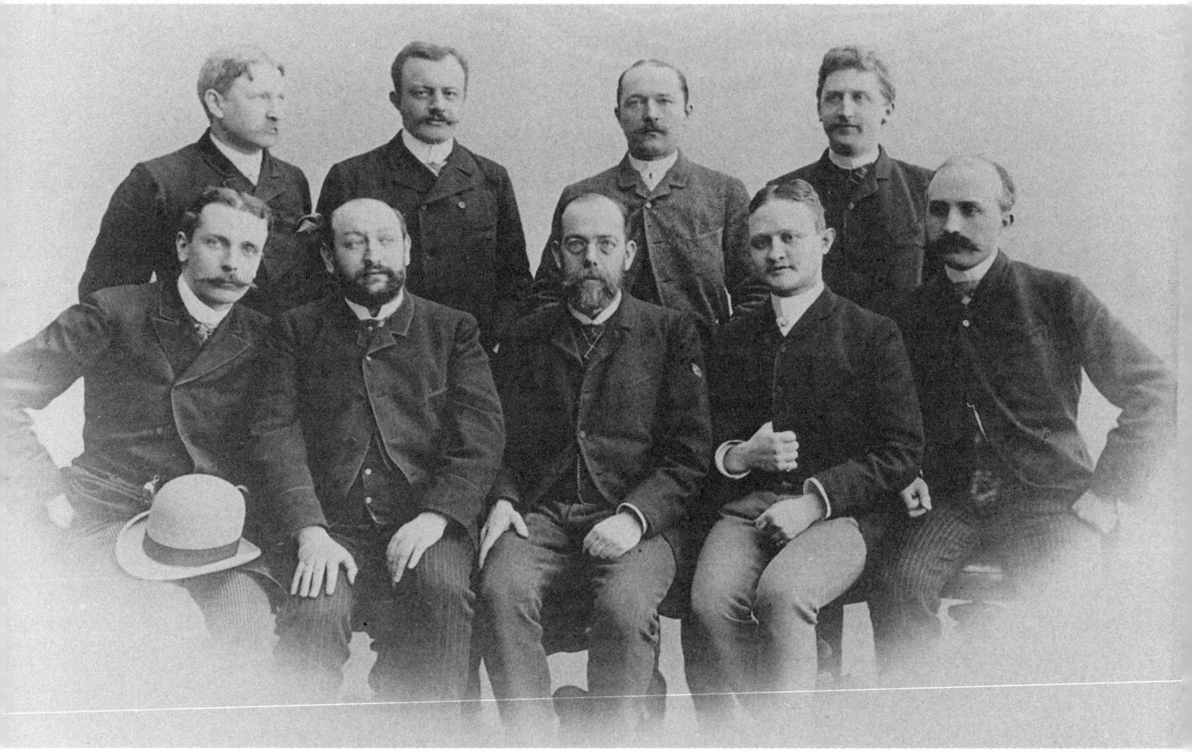

konferenz dieselben Themen im internationalen Rahmen besprochen wurden. Die Früherkennung, darüber war man sich einig, war ein wichtiger Schritt in der Seuchenbekämpfung. Deshalb gab Robert Koch ab Herbst 1884 über mehrere Monate im Kaiserlichen Gesundheitsamt mehrtägige »Cholera-Kurse« für Stabsärzte der Armee, Medizinalbeamte, Dozenten und Professoren der Universitäten sowie Wissenschaftler und Ärzte aus dem Ausland. Dort wurden sämtliche Aspekte, die sich rund um die Erkrankung ergaben, intensiv behandelt.

Robert Koch mit Mitarbeitern am Berliner Hygiene-Institut: (stehend von links) Richard Pfeiffer, Bernhard Nocht, Emil von Behring, Paul Frosch, (sitzend von links) Erwin von Esmarch, Bernhard Proskauer, Robert Koch, Carl Fraenkel, Eduard Pfuhl.

Als Wissenschaftler war Robert Koch bereits fest etabliert. Es zeichnete sich jedoch ab, dass das Kaiserliche Gesundheitsamt über kurz oder lang nicht mehr die Arbeitsstätte seiner Wahl bleiben würde. Er war dort 1882 zum stellvertretenden Direktor aufgestiegen, die Nachfolge von Johann Heinrich Struck, der im Dezember 1884 das Amt verließ, würde jedoch ein Verwaltungsfachmann übernehmen: Karl Köhler. Köhler stellte die Kurse ein, und man kann vermuten, dass Robert Koch die Beschränkung seiner Selbstständigkeit nicht gefiel. Zudem hätte er sich gern weitaus mehr der Forschung gewidmet, als es ihm am Gesundheitsamt möglich war. Bevor jedoch große Konflikte entstehen konnten, ergab sich eine Lösung für seine weitere Karriere: Da Hygiene 1883 im ganzen Deutschen Reich als Prüfungsfach eingeführt worden war, mussten die Universitäten für ein entsprechendes Lehrangebot sorgen. Kaiser Wilhelm I. verfügte,

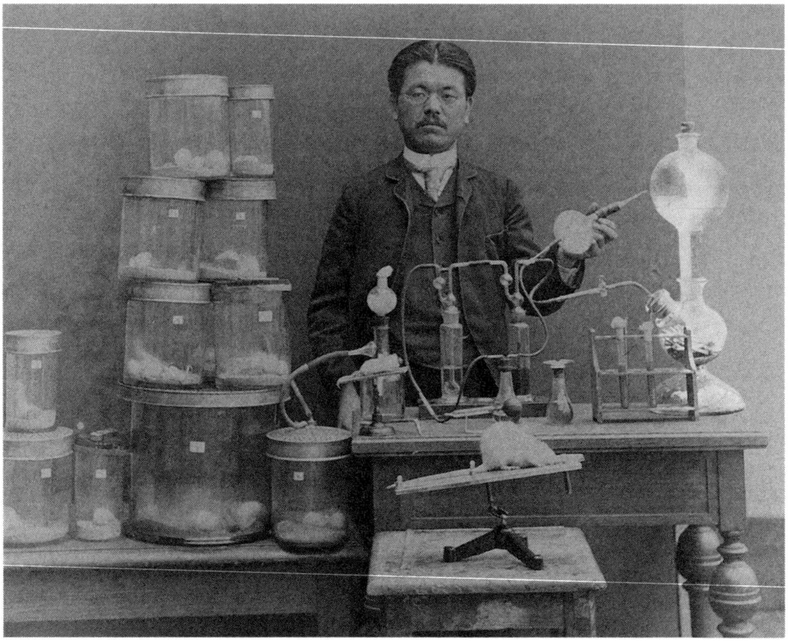

Shibasaburo Kitasato (1853–1931) war von 1885 bis 1892 ein Mitarbeiter von Robert Koch. Ihm gelang die Züchtung des Tetanuserregers in Reinkultur, zudem forschte er zusammen mit Emil von Behring über die Diphtherie.

dass auch an der Berliner Friedrich-Wilhelms-Universität ein Lehrstuhl für Hygiene mit angeschlossenem Hygienemuseum einzurichten sei – und dass »Bacillenvater« Robert Koch den Lehrstuhl erhalten sollte.

Von fachlicher Seite war dies sicherlich eine hervorragende Entscheidung, das Procedere stieß jedoch nicht nur auf positive Kritik. Denn für manche Wissenschaftler waren, wie Rudolf Virchow es formulierte, »sowohl die Hygiene als die gerichtliche Medicin angewendete Wissenschaften, welche weder selbständige Methoden noch selbständige Objecte in der Untersuchung haben« – sie bräuchten deshalb kein eigenes Institut. Zudem konnte die Universität Robert Koch nicht wie üblich berufen, sondern sie bekam ihn entgegen aller akademischen Prinzipien schlicht zugewiesen. Einigen stieß dies nachvollziehbar erheblich auf. Nichtsdestotrotz wurde Robert Koch zum 1. Juli 1885 von Kaiser Wilhelm I. zum »Geheimen Medizinalrath« und ordentlichen Professor ernannt, und blieb zudem in freier Mitarbeit dem Kaiserlichen Gesundheitsamt verbunden. Im November 1885 hielt er seine Antrittsvorlesung.

Das Gebäude für das Hygiene-Institut in der Berliner Klosterstraße musste von Grund auf neu aufgebaut werden. »Als ich im Oktober 1887 zu Koch kam, war eine Reihe von Räumen noch unmöbliert; als ich nach der Bibliothek fragte, zeigte man mir in einem Saale ungeöffnete Kisten und auf dem Boden liegende Bücher«, erinnerte sich der damalige Praktikant Martin Kirchner. In seiner Lehrtätigkeit verband Robert Koch – damals ein unorthodoxer Ansatz – wissenschaftliche Theorie mit der Praxis und besuchte »mit Vorliebe«, wie Kirchner beschrieb, »hygienisch bemerkenswerte Einrichtungen, wie Wasserwerke, Schlacht- und Viehhöfe, Fabriken und Gewerbebetriebe, Rieselfelder und andere Kanalisationsanlagen; überall wurde er wegen seines Ansehens und seiner Freundlichkeit gern gesehen und geführt«.

> **»Wir in den Fakultäten denken ein klein wenig anders über Hygiene als die Herren draußen.«**
>
> RUDOLF VIRCHOW

Vorlesungen hielt Robert Koch eher ungern, außer sie fanden im Labor statt. Dort war er ganz in seinem Element. Freude bereiteten ihm auch die Experimente mit elektrischem Licht, das zu dieser Zeit eingeführt wurde. Unter anderem konnte er diese technische Neuerung für seine Mikrofotografien nutzen. »Mit elektrischem Licht experimentiren zu können, war schon seit vielen Jahren mein sehnlichster Wunsch, und es macht mir unendliches Vergnügen ...«, schrieb Robert Koch Weihnachten 1885 an seinen Freund Carl Flügge, der im Jahr 1884 in Göttingen zum Direktor des ersten selbstständigen Hygiene-Instituts in Preußen berufen worden war.

Außergewöhnlich war auch die internationale Atmosphäre des Instituts, die Robert Koch förderte und genoss. Aus aller Welt kam das Publikum zu bakteriologischen Vorlesungen, Praxisseminaren und hygienischen Veranstaltungen. Auch nahm das Institut Gastforscher aus dem Ausland auf, unter anderem Shibasaburo Kitasato aus Japan, der zum bakteriologischen Spitzenforscher avancieren sollte. Zu den Verpflichtungen an der Universität und dem Kaiserlichen Gesundheitsamt kam hinzu, dass Robert Koch ab 1886 zusammen mit Carl Flügge die »Zeitschrift für Hygiene« herausgab. Mit den darin veröffentlichten Arbeiten von internationalen Forschern beabsichtigten sie die »Förderung exacter wissenschaftlicher Arbeit auf dem ganzen Gebiet der Hygiene«.

Beruflich schwamm Robert Koch in den Jahren ab 1885 in ruhigem, erfolgreichem Fahrwasser, weitaus schwieriger gestaltete sich jedoch sein Privatleben. An seinen Briefen an Emmy aus Ägypten und Indien lässt sich zwischen den Zeilen eine emotionale Distanz zwischen den Ehepartnern ablesen. Abgesehen von einigen Schilderungen von Erlebnissen, die ihn beeindruckten, waren Robert Kochs Briefe an seine Frau eher nüchtern gehalten und mit einem kühlen »Mit bestem Gruß. Dein Robert« oder gar nur mit »R.« unterzeichnet. Über die Ursachen für die Eheprobleme der Kochs kann man nur spekulieren, doch vielleicht trug dazu

> »Die Vorbereitungen zur Vorlesung haben mir noch immer unendlich viel Zeit gekostet.«
>
> Robert Koch

bei, dass mit der veränderten Lebenssituation in Berlin eine wichtige Basis ihrer Partnerschaft verloren gegangen war. In Wollstein und in den Jahren davor waren die beiden ein Team gewesen. Emmy hatte großen Anteil an der Arbeit ihres Mannes genommen und als Arztfrau, die die Praxis organisierte und bei den Labortätigkeiten half, selbst einen Beruf ausgeübt. In Berlin war nun Robert Kochs Berufs- vom Privatleben streng separiert. Er ging in seiner Arbeit eigene, von seiner Familie getrennte Wege, und möglicherweise hatten sich die beiden gerade auch durch die veränderten Rollen auseinandergelebt.

Der Bruch zwischen den Ehepartnern war schon so tief, dass Robert Koch seinen ersten längeren Urlaub nach seiner Berufung ohne Emmy verbrachte. Und mehr noch: Für den Aufenthalt in der Schweiz bot er sogar Carl Flügge an, ihn auf seine Kosten zu begleiten. »Wenn augenblickliche Ebbe in Ihrer Schatulle der einzige Grund sein sollte, der Sie vom Reisen abhält, so würde diesem Hindernis doch sehr leicht abzuhelfen sein. Es würde für mich eine ganz besondere Freude sein …«, schrieb er ihm im Juli 1886. Flügge konnte dennoch an der Reise nicht teilnehmen. Robert Koch brach deshalb nur mit seinem Freund und Kollegen Arnold Libbertz zu einem mehrwöchigen Aufenthalt in der Schweiz auf. In einem Brief an Emmy von unterwegs verabschiedete er sich »Mit herzlichen Grüßen für Trudchen verbleibe ich Dein Robert« – sehr kühl.

Wie entfremdet die beiden mittlerweile waren, lässt auch ein Absatz in einem weiteren Brief vermuten: »Den Schluß meiner Erholungsreise soll dann noch der Besuch eines Seebades machen, und zwar will ich nach Helgoland auf etwa 14 Tage gehen … Es wäre mir lieb, wenn Trudchen mich nach Helgoland begleiten könnte, und ich stelle ihr anheim, sich mir auf der Reise dahin anzuschließen.« Robert Koch unternahm die Reise nach Helgoland allein mit seiner Tochter, ebenso eine weitere Urlaubsfahrt in die Schweiz im Sommer 1887.

Kurz darauf – im Oktober – verlobte sich Gertrud Koch mit dem Stabsarzt Eduard Pfuhl, einem Assistenten von Robert Koch. Im März 1888 heiratete die 19-Jährige den 14 Jahre älteren Mediziner. »Meine Emfindungen bei diesem Ereignis sind, wie Sie sich wohl denken können, nicht bloß freudiger Art«, schrieb Robert Koch 1887 an Carl Flügge. »Vorläufig werden wir allerdings von unserem Kinde noch nicht vollständig getrennt sein, und das ist ein gewisser Trost; aber in wenigen Jahren wird das junge Paar doch Berlin verlassen müssen, und dann ist das schöne Zusammenleben vorbei. Das ist nun einmal das Los der Eltern, im Alter

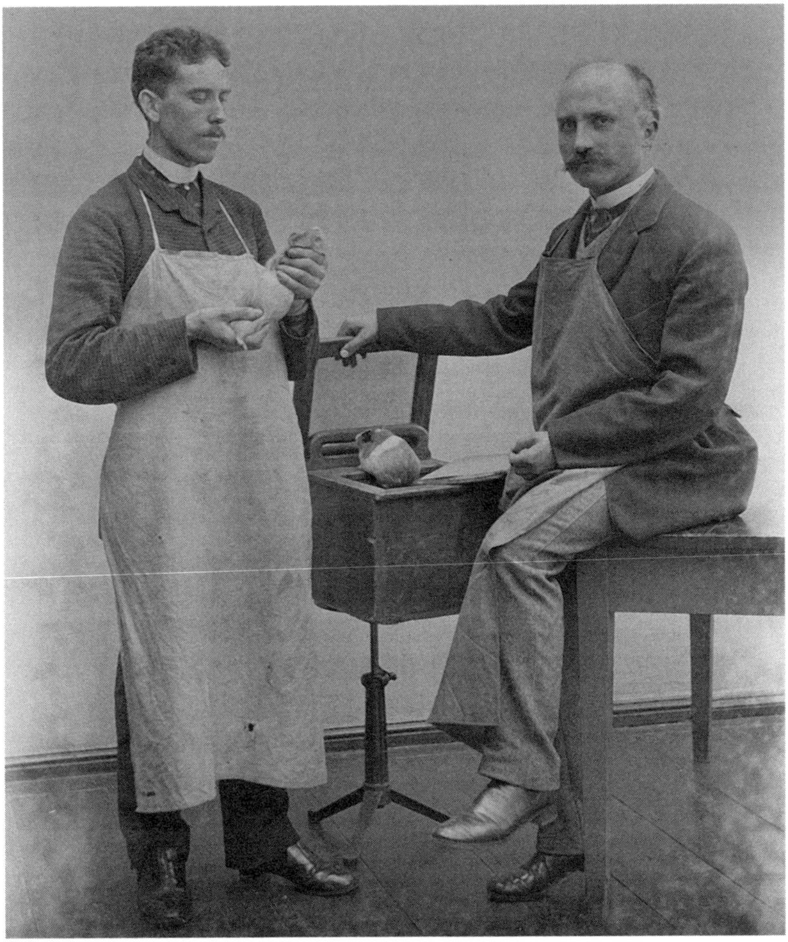

Eduard Pfuhl (1852–1917) mit einem Mitarbeiter am Berliner Hygiene-Institut. Robert Kochs Schwiegersohn überwachte die klinische Prüfung des Tuberkulins.

vereinsamt dazustehen und einen Ersatz darin zu finden, daß sie die Kinder glücklich wissen.« Robert Koch schrieb hier wie ein deprimierter alter Mann, obwohl er erst knapp 44 Jahre alt war.

Wie so oft in seinem Leben stürzte er sich, 1887 zum Generalarzt zweiter Klasse befördert, in die Arbeit. Doch angesichts seiner breiten Lehrtätigkeit – darunter fielen auch praktische Hygienekurse für Beamte – und seiner Aufgaben für das Gesundheitsamt blieb ihm nur wenig Zeit für die Forschung. Mit Interesse und wahrscheinlich auch mit leicht blutendem Herzen verfolgte er, wie 1887 in Frankreich das Institut Pasteur gegründet wurde. Rein auf Grundlagenforschung ausgerichtet, bot es einen maßgeschneiderten Wirkungsraum für den berühmten französischen Wissenschaftler.

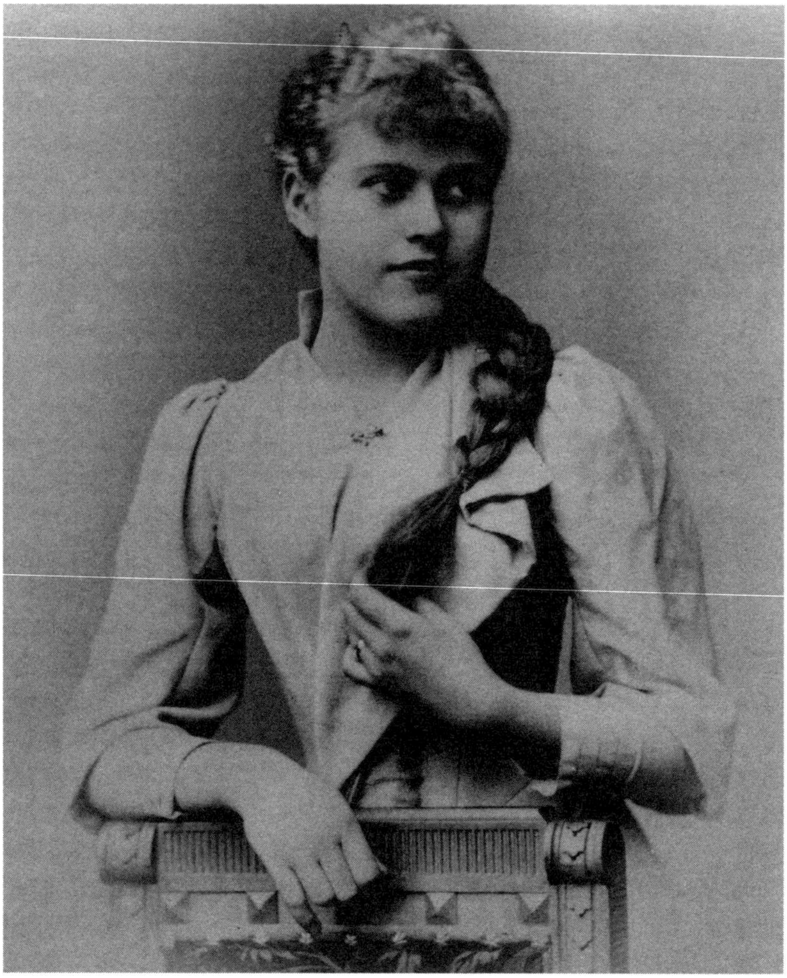

»So war ich, als ich Robert kennen lernte«, schrieb Hedwig Freiberg auf dieses Foto von 1889. Damals war sie gerade 17 Jahre alt.

Diesen Traum wollte sich Robert Koch auch erfüllen, und die Chancen dazu standen Ende der 1880er-Jahre nicht schlecht. In jener Zeit reformierte der einflussreiche Ministerialdirektor Friedrich Althoff das preußische Universitätswesen und legte als maßgeblicher Gestalter der preußischen Wissenschaftspolitik den Grundstein für die Spitzenrolle der deutschen Forschung in den folgenden Jahrzehnten. Er war schon seit Jahren ein Förderer von Robert Koch gewesen, obwohl sich die beiden unter anderem wegen Althoffs bisweilen diktatorischer Art persönlich nicht gut verstanden. Der Idee einer Forschungseinrichtung nach dem Vorbild des Institut Pasteur stand er wohlwollend gegenüber – doch würde dies ein Institut für Robert Koch sein?

Im Jahr 1890 wendete sich das Blatt für Robert Koch zum Guten, und zwar in jeder Beziehung. Obwohl die Ehe mit Emmy nun vollkommen zerrüttet war, entwickelte der vereinsamte Workaholic wieder sichtbare Lebensfreude. Die Ursache für diese Wandlung hatte er um 1890 bei einer Porträtsitzung bei dem Berliner Gustav Graef kennengelernt: Hedwig Freiberg. Robert Koch verliebte sich bis über beide Ohren in die damals erst 17 Jahre alte Kunstschülerin, und die beiden wurden tatsächlich ein Paar. Seine fast 30 Jahre jüngere Geliebte war in Fremdsprachen ausgebildet und wurde von ihrer Familie offensichtlich in ihren künstlerischen Ambitionen unterstützt. Sie hatte feuerrote Haare und, wie die »Münchner Allgemeine Zeitung« 1893 schrieb, »eine Nase, die in ihrer Eigenthümlichkeit mit dem Berlinischen Wort: keck aufgewippt, nicht genügend bezeichnet ist«. Das Verhältnis der beiden wurde als gesellschaftlicher Skandal angesehen und war ein beliebtes Klatschthema in den Gesellschaftsberichten der Zeitungen, aber auch unter den Wissenschaftlern auf den Kongressen, die Robert Koch besuchte. Man empörte sich gerne über den berühmten Kollegen, der sich von seiner Frau wegen einer anderen, weitaus jüngeren getrennt hatte – obwohl Robert Koch sicher nicht der einzige mit einer jüngeren Geliebten war.

> **»Liebstes Hedchen, wenn du mich nur lieb behältst, dann kann mich kein Schicksalsschlag niederschmettern.«**
>
> Robert Koch

Angesichts dieser Entwicklungen war die Situation für Emmy Koch in den Jahren ab 1890 sicherlich äußerst schwer und demütigend. Über ihre Reaktion kann man jedoch nur mutmaßen, denn Briefe oder Aufzeichnungen von ihr aus jener Zeit wurden nie veröffentlicht. Auch über die Reaktion von Gertrud Koch weiß man nichts. Inzwischen Frau Pfuhl und seit 1889 Mutter eines Sohnes, unterhielt sie in den folgenden Jahren zu beiden Elternteilen eine warme Beziehung. Enger blieb ihr Verhältnis jedoch zur Mutter, da der Vater sich immer mehr im Ausland aufhielt.

Neben dem privaten Glück standen für Robert Koch nun auch berufliche Erfolge. Welchen Trumpf er in dem Poker um das begehrte Forschungsinstitut in der Hand hielt, erfuhr die Öffentlichkeit am 4. August 1890 in Berlin. Dort zog der 10. Internationale Medizinische Kongress über 5000 Ärzte und Forscher aus rund 40 Ländern in den eigens dafür pompös im Stil eines griechischen Tempels umgebauten Zirkus Renz. Robert Koch war als einer der Hauptredner zur Eröffnung dieser ehrgeizigen Konferenz geladen. Es verwundert nicht, dass er einen Vortrag über bakteriologische Forschung hielt. Am Schluss seines Referats ließ er jedoch eine Bombe platzen: Er berichtete von einem von ihm entwickelten

> **»Das Hygienische Institut war damals die einzige Zentralstelle, an der man sich in Deutschland über Bakterienkunde unterrichten konnte.«**
>
> MAX RUBNER

möglichen Heil- und Präventivmittel der Tuberkulose, das sich jedoch noch im Versuchsstadium befände. »Ich kann nur soviel mitteilen, daß Meerschweinchen, welche bekanntlich für Tuberkulose außerordentlich empfänglich sind, wenn man sie der Wirkung einer solchen Substanz aussetzt, auf eine Impfung mit tuberkulösem Virus nicht mehr reagieren, und daß bei Meerschweinchen, welche schon in hohem Grade an allgemeiner Tuberkulose erkrankt sind, der Krankheitsprozeß vollkommen zum Stillstand gebracht werden kann.«

Mit dieser eher vorsichtig gehaltenen Ankündigung trat Robert Koch eine Lawine los. Kaum hatte er seine Rede beendet, liefen die Telegrafendrähte heiß. In kürzester Zeit verbreitete sich die Nachricht wie ein Lauffeuer in der ganzen Welt, alle angebrachte Zurückhaltung wurde dabei außer Acht gelassen. Für die Presse war klar: Robert Koch hatte einen Impfstoff gegen die tödliche Seuche gefunden!

Durch die hochgeschraubten Erwartungen der Öffentlichkeit wurde der Druck so groß, dass das ominöse »Geheimmittel« kaum mehr zurückgehalten werden konnte. Bereits im November 1890 war das unter anderem »Koch'sches Heilmittel«, später »Tuberkulin« genannte Präparat über Arnold Libbertz erhältlich. Seine Zusammensetzung und Herstellung gab Robert Koch nicht preis. Deutlich war nur, dass es sowohl als Heilmittel als auch als Diagnostikum für Tuberkulose dienen sollte. Im selben Monat wurde Kochs Vortrag vom Medizinischen Kongress in der »Berliner Klinischen Wochenschrift« veröffentlicht, zudem erschienen in einer Sonderausgabe der »Deutschen Medicinischen Wochenschrift« unter dem Titel »Weitere Mittheilungen über ein Heilmittel gegen Tuberculose« erste Studien über das Tuberkulin, das mittlerweile an knapp 50 Patienten getestet worden war. Der Tenor war optimistisch, und Robert Koch gab sich überzeugt, dass das Tuberkulin eine ungefährliche Arznei sei und »beginnende Phthisis (Tuberkulose) durch das Mittel sicher zu heilen ist«.

Die Ereignisse, die nun losbrachen, gingen als »Tuberkulinsturm« in die Medizingeschichte ein. Aus aller Welt strömten Ärzte nach Berlin, um die Behandlung mit dem Präparat mit eigenen Augen zu sehen – und es für die Therapie der eigenen Patienten mit nach Hause zu nehmen. Die Stadt wurde von Tausenden Kranken und Sterbenden mit der Hoffnung auf Heilung schier überrollt. In Windeseile wurden in Baracken, Hotels und Wohnhäusern illegale Kliniken eingerichtet, die Tuberkulin-Behandlungen wie am Fließband anboten. Angeblich wurden dazu sogar Kaffeehäuser umfunktioniert.

Hoffentlich bald erfolgreich – Tuberkulose-Therapien

Die Tuberkulose galt lange Zeit als unheilbare Krankheit. Ab Mitte des 19. Jahrhunderts versuchte man, die an der »Schwindtsucht« Erkrankten durch eine kräftigende Diät (unter anderem viel Milch und Cognac) und Liegekuren in frischer Luft in Sanatorien zu behandeln – ein literarisches Denkmal setzte Thomas Mann diesen Institutionen mit seinem Welterfolg »Der Zauberberg«.

Die Behandlung wirkte meist jedoch nur leicht lebensverlängernd. Rund drei Viertel der Patienten mit offener Tuberkulose starben trotz der Therapie innerhalb weniger Jahre. Obwohl Robert Koch mit der Entwicklung eines Heilmittels für die Tuberkulose gescheitert war, konnte man mithilfe des Tuberkulins zumindest die Krankheit bereits im Frühstadium identifizieren. Dies trug dazu bei, dass sie, durch verbesserte hygienische Maßnahmen eingedämmt, bessere Heilungschancen hatte und die Zahl der Neuerkrankungen zurückging.

Einen effektiven, aber nicht hundertprozentigen Schutz gegen die Erkrankung bot erstmalig der Impfstoff BCG (Bacille Calmette-Guérin) der französischen Forscher Albert Calmette (1863–1933) und Camille Guérin (1872–1961) aus den 1920er-Jahren, der vorwiegend erst nach dem Zweiten Weltkrieg genutzt wurde. Heute wird diese Impfung zum Beispiel in Deutschland nicht mehr empfohlen. Das erste wirksame Medikament gegen die Tuberkulose war das Antibiotikum Streptomycin, das der US-Biochemiker Selman Waksman (1888–1973) 1944 entwickelte. 1952 erhielt er dafür den Nobelpreis für Physiologie und Medizin.

Die Tuberkulose ist heute gut behandelbar, jedoch nicht besiegt. Weltweit erkranken derzeit jährlich rund zehn Millionen Menschen und sterben etwa 1,5 Millionen an der Infektionskrankheit. Die Tuberkulose ist damit eine der zehn häufigsten Todesursachen der Welt. Dazu trägt auch bei, dass die Erreger zunehmend gegen Antibiotika resistent sind und mittlerweile eine Kombinationstherapie aus verschiedenen Wirkstoffen empfohlen wird. Besonders gefährdet sind unter anderem Menschen, die an HIV erkrankt sind, sowie sozial Schwache, die schlechte hygienische Lebensbedingungen ertragen müssen. International steht die Tuberkulose ganz oben auf der medizinischen Agenda. Die WHO hat sich mit ihrem Programm »End TB-Strategie« 2014 zum Ziel gesetzt, von 2015 bis 2035 die Zahl der Tuberkulose-Neuinfektionen weltweit um 90 Prozent und der Tuberkulose-Todesfälle um 95 Prozent zu reduzieren.

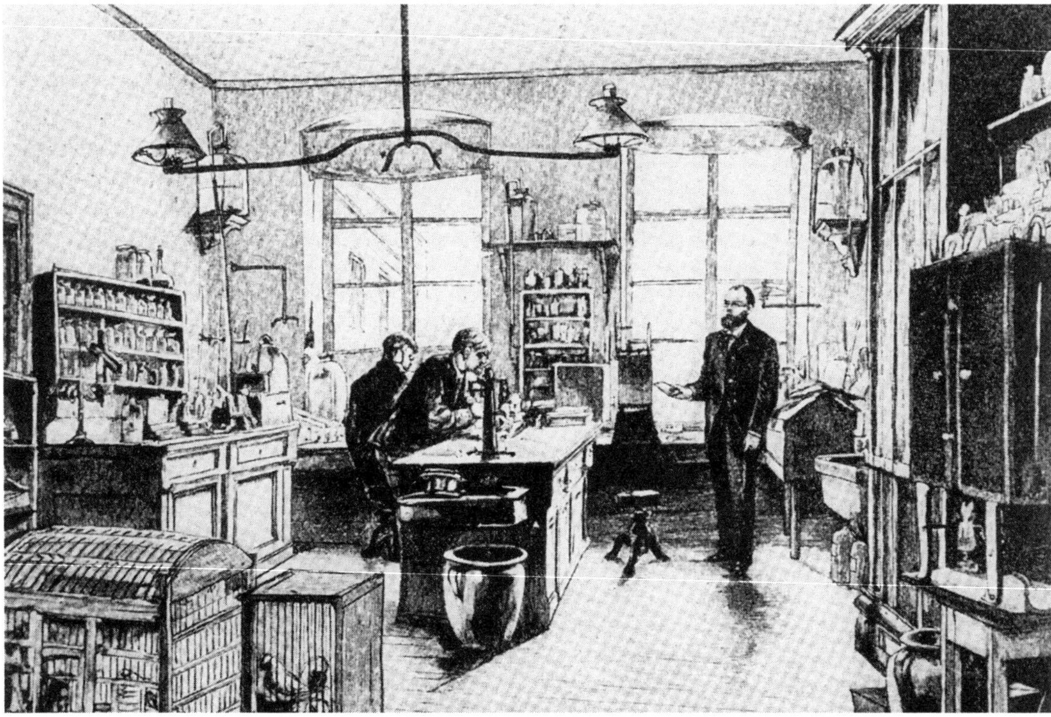

Robert Koch (rechts) 1891 mit Mitarbeitern im Berliner Hygiene-Institut. Durch die großen Fenster konnte genügend Licht zum Mikroskopieren in die Räume einfallen.

Es war eine aufregende, schier rauschhafte Zeit für Berlin, für die internationale Wissenschaft, für die Millionen Tuberkulosekranken in aller Welt, die auf Heilung hofften, und für Robert Koch, der auf einen unvergleichlichen wissenschaftlichen Triumph hinarbeitete. Zum Superstar der deutschen Forschergemeinde aufgestiegen, wurde er mit Auszeichnungen überhäuft. Unter anderem verlieh ihm Kaiser Wilhelm II. das Großkreuz des Roten Adlerordens. Die Andenkenindustrie, stets auf dem Quivive, erweiterte ihre Produktpalette um Tassen, Fächer und andere Souvenirs mit Robert-Koch-Porträts, die Unterhaltungsbranche steuerte Gedichte und Lieder über den Medizinhelden bei.

Und im preußischen Abgeordnetenhaus konnte Kultusminister Gustav von Goßler Ende November 1890 berichten, dass mittlerweile über ein wissenschaftliches Institut für Infektionskrankheiten mit angeschlossener Krankenabteilung verhandelt würde. Das Institut solle neben der Charité in der Schumannstraße untergebracht sein und von Robert Koch geleitet werden.

Dem Rausch folgte jedoch bald die grausame Ernüchterung: Nach der ersten Euphorie wurden wenige Monate nach Beginn der Tuberkulin-Behandlungen kritische Stimmen laut und immer lauter. Tatsächlich konnte das Mittel nicht halten, was man sich von ihm versprochen hatte. Die klinischen Tests ergaben, kurz gesagt, dass sich das Tuberkulin zwar zur Diagnose von Tuberkulose auch im Frühstadium eignete, Heilungserfolge jedoch nicht verzeichnet werden konnten. Im Gegenteil schien es in manchen Fällen den Krankheitsverlauf sogar zu beschleunigen – bis zum Tod. Diese verheerende Erkenntnis hatten von Rudolf Virchow ausgeführte Obduktionen erbracht. Die schweren Krankheitsverläufe und möglichen Todesfälle (zur selben Zeit grassierte in Berlin eine Influenza, die eventuell auch ihre Opfer forderte) waren teilweise wohl auch der falschen Anwendung des Mittels geschuldet. Entgegen der Empfehlung Kochs wurde es nicht nur Patienten mit einer beginnenden, sondern auch Kranken mit einer fortgeschrittenen Tuberkulose verabreicht, noch dazu in viel zu hohen Dosen. Doch auch wenn das Tuberkulin nach Vorschrift verabreicht wurde, versagte es als Heilmittel.

»Ich beabsichtige die Hygiene ganz an den Haken zu hängen.«

Robert Koch

Robert Koch blies nun ein eisiger Wind ins Gesicht. Über »Schwindelsucht-Bazillen« spottete das Satireblatt »Der wahre Jakob« zu Neujahr 1891. Noch im Januar musste der Forscher die Zusammensetzung des Tuberkulins veröffentlichen, die er entgegen der deutschen Gesetzgebung immer noch geheim gehalten hatte. Widerwillig gab er am 15. Januar 1891 in der »Deutschen Medicinischen Wochenschrift« in seinem Aufsatz »Fortsetzung der Mittheilungen über ein Heilmittel gegen Tuberculose« bekannt: »Das Mittel, mit welchem das neue Heilverfahren gegen Tuberculose ausgeübt wird, ist also ein Glycerinextrakt aus den Reinkulturen der Tuberkelbazillen.« Welche Bestandteile für die angebliche heilende Wirkung verantwortlich seien, konnte er jedoch nicht erklären – er war sich nur durch Beobachtung sicher, dass es wirkte.

Die Reaktionen auf den Artikel reichten von höchster Empörung bis zur abwartenden Verteidigung Kochs. Das Wechselbad der Gefühle, das die Tuberkulosekranken nach dieser Enttäuschung durchlitten, mag man sich nur ungern vorstellen. Die klinischen Versuche mit dem Tuberkulin wurden weitergeführt, dabei zeichnete sich immer deutlicher eine sagenhafte Katastrophe für Robert Koch ab. Doch wie hatte es zu diesem Desaster kommen können?

Sicher ist, und dies muss man allen Überlegungen voranstellen, dass Robert Koch grundsätzlich von der Heilkraft des Tuberkulins überzeugt war. Bis an sein Lebensende erforschte er das Präparat und versuchte es zu verbessern. Als er um 1888 mit seiner intensiven Suche nach einem

> »Ich glaube nicht zu weit zu gehen, wenn ich annehme, dass das Mittel in Zukunft ein unentbehrliches diagnostisches Hilfsmittel bilden wird.«
>
> Robert Koch

Heilmittel der Tuberkulose begann, konnte man aufgrund der Erkenntnisse der Bakteriologie Infektionskrankheiten nur vorbeugen. Hierzu dienten etwa Desinfektions- und Quarantänemaßnahmen oder erste Impfstoffe, wie sie unter anderem von Louis Pasteur entwickelt worden waren. Um nun eine erste antibakterielle Therapie der Tuberkulose zu entwickeln, forschte Robert Koch ab Anfang 1889 nach Substanzen, die das Wachstum der Tuberkulose-Erreger sowohl in der Kulturschale als auch im Tierkörper aufhalten konnten. Über 100 chemische Stoffe testete er als »Tuberkelkiller« erfolglos in seinem Labor, darunter auch bakterizide Anilinfarben der Werke in Höchst, die im Handel nicht erhältlich waren.

Im Frühjahr 1890 ließ er von den unbefriedigenden antibakteriellen Kulturversuchen ab und verlegte sich auf ein anderes Mittel, das er im Tierversuch erprobte. Er impfte nun tuberkulösen Meerschweinchen Tuberkulose-Kulturen, deren Wachstum durch Glyzerin erfolgreich gestoppt worden war. Nach dieser Behandlung lebten die Tiere in besserem Zustand und länger als ihre unbehandelten Genossen. In den geimpften Meerschweinchen entdeckte Robert Koch bei der Sektion, dass das Gewebe rund um die Infektionsherde abgestorben war. Seiner Meinung nach hatte der Extrakt damit den Erreger regelrecht »ausgehungert«, weil er nun nicht mehr von seinem Wirt zehren konnte. Das Tuberkulin griff also seiner Vorstellung zufolge den Tuberkulose-Erreger indirekt an, indem es ihm – wie er fälschlicherweise vermutete – die Lebensgrundlage entzog.

Überzeugt davon, einen Weg zur Heilung der Tuberkulose gefunden zu haben, probierte Robert Koch das Präparat im Juni 1890 im Selbstversuch aus. Eine riskante Vorgehensweise, die damals jedoch nicht unüblich war. Damit wollte er zum einen beweisen, dass das von ihm entwickelte Mittel ungefährlich war, und zum anderen eine Minimaldosis für die therapeutische Anwendung bestimmen. In der Folge litt er unter hohem Fieber, Gliederschmerzen und Übelkeit. Dieselben heftigen Symptome zeigten auch seine anderen Testpersonen: Hedwig Freiberg, seine Assistenten Shibasaburo Kitasato und August von Wassermann sowie zwei weitere Mitarbeiter.

Dies war der Stand der Dinge, als Robert Koch im August auf der Konferenz seine berühmte Ankündigung tätigte: Er hatte ein Mittel gefunden, das die Tuberkulose-Erreger »aushungert«, jedoch bislang nur an Meerschweinchen und wenigen Gesunden getestet worden war. In die

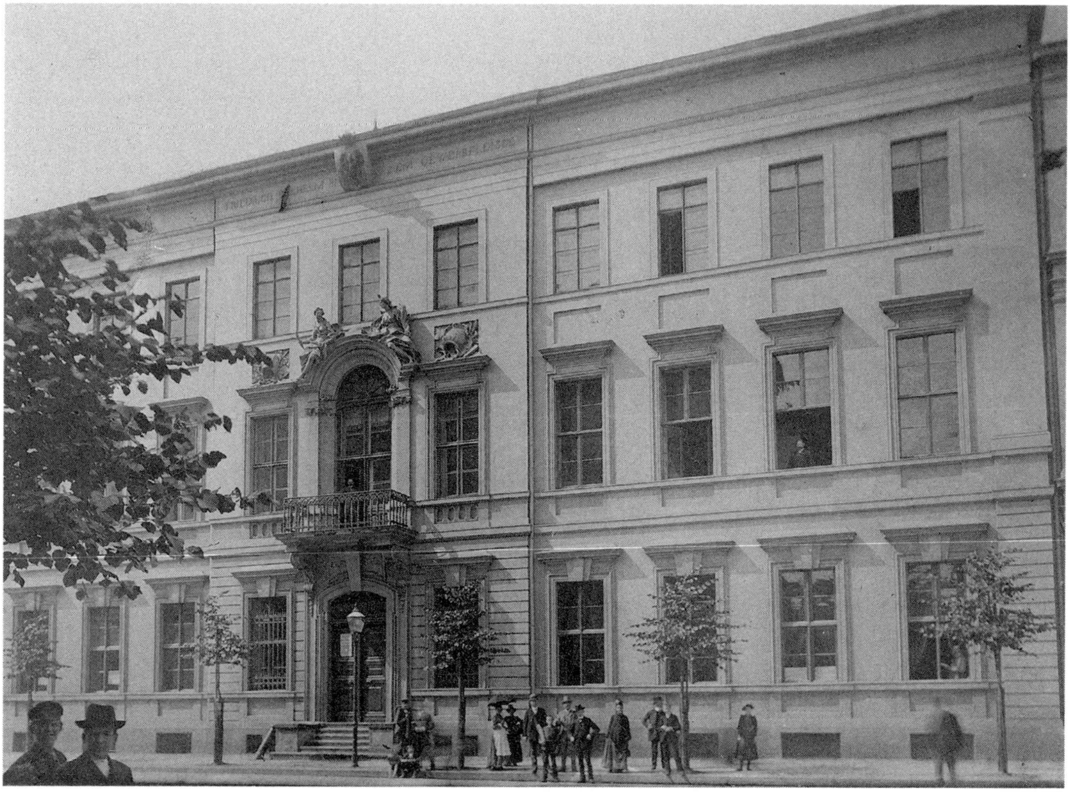

Die Fassade des Instituts für Hygiene der Friedrich-Wilhelms-Universität in Berlin. Robert Koch leitete das Institut in der Klosterstraße von 1885 bis 1891.

weitere klinische Erprobung ging es erst nach der Rede im Zirkus Renz, jedoch bevor die Vermarktung im November 1890 begann. Als das Tuberkulin in den folgenden Monaten an zahlreichen Patienten erprobt wurde, reagierten diese teilweise sehr heftig auf den Extrakt. Bisweilen führten ihre langen Fieberschübe bis zum Tod.

Doch warum brachte Robert Koch sein Mittel so offensichtlich verfrüht auf den Markt? Hier spielten wohl verschiedene Faktoren eine Rolle. Zum einen war der 10. Medizinische Kongress im August 1890 eine prestigeträchtige Angelegenheit für das Deutsche Reich. Kaiser Wilhelm II. wünschte sich, dass sich die deutsche Wissenschaft auf dieser Konferenz in bestem Licht zeigte. Der Druck wurde über Kultusminister von Goßler an Robert Koch weitergegeben, der die Zeichen der Zeit verstand: Um sich seinen Traum vom eigenen Institut zu erfüllen, musste er wohl am besten mit einer Sensation aufwarten, auch wenn er sein Tuberkulin gerne noch länger getestet hätte. Darüber hinaus darf man nicht vergessen, dass Medikamente zu jener Zeit unter anderen Bedingungen eingeführt wurden.

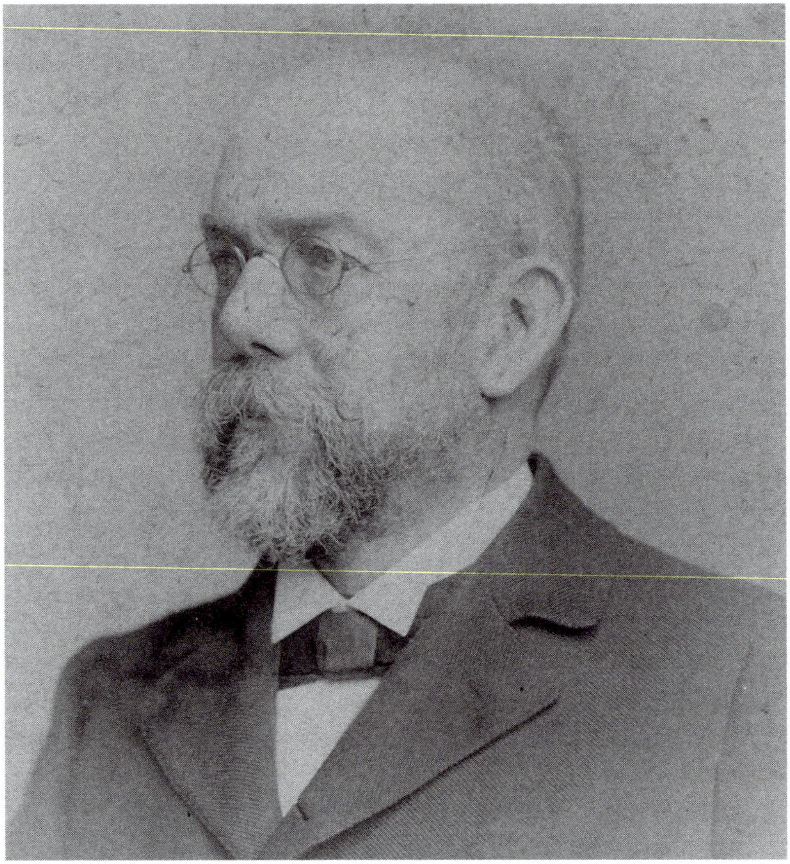

Robert Koch 1889 als ehrwürdiger Professor für Hygiene. Schon damals sehnte er sich nach wissenschaftlicher Unabhängigkeit von der preußischen Regierung.

Vereinfacht gesagt galten sie als Heilmittel, wenn sie wirkten, und als Experiment, wenn sie versagten. Zu guter Letzt hatte die Affäre aber auch einen handfesten finanziellen Hintergrund. Falls sich das Tuberkulin als erfolgreiches Mittel erweisen sollte – und davon war Robert Koch überzeugt –, dann wollte er es so teuer wie möglich verkaufen. Der Kongress und die darauffolgenden positiven Berichte über das Tuberkulin boten dazu eine Werbeplattform, wie man sie sich nicht besser vorstellen konnte. Der reine Profit war bei dieser Strategie nicht unbedingt ausschlaggebend, denn Robert Koch führte zwar gerne ein gutes Leben, er war jedoch nicht verschwenderisch und kein Lebemann. Wichtig war ihm auch die Unabhängigkeit seines Instituts von der preußischen Verwaltung, von der er sich eingeengt und gegängelt fühlte. So plante er, dass ihm der Staat ein Forschungsinstitut finanzierte, als Gegenleistung würde er ihm die Rechte an dem Tuberkulin nach sechs Jahren abtreten. Ein rie-

> **»Kochs Name war in aller Munde in der ganzen Welt, weit über die Kreise der Ärzte hinaus.«**
>
> MARTIN KIRCHNER

siges Geschäft, denn, wie er Friedrich Althoff in einem Brief im Dezember 1890 vorrechnete, in einem Land mit geschätzten mindestens 180 000 Tuberkulosekranken würde sich der Gewinn auf rund 4,5 Millionen Mark jährlich belaufen – eine gigantische Summe, die heute in etwa 40 Millionen Euro entsprechen würde.

Robert Koch hatte hoch gepokert – und verloren. Mit der erzwungenen Veröffentlichung der Zusammensetzung des Tuberkulins war ihm ein wichtiger Trumpf genommen worden. Da er es nicht hatte patentieren lassen, konnten nun auch andere Forscher seine Idee weiterführen. Als ihm die drohende Niederlage klar wurde, ließ er sich noch im Januar 1891 beurlauben und reiste nach Ägypten. Die weiteren klinischen Prüfungen des Tuberkulins überließ er seinem Schwiegersohn Eduard Pfuhl. Als im März 1891 selbst der Bau des versprochenen Instituts nicht mehr sicher zu sein schien, fuhr Robert Koch relativ überstürzt von Ägypten zurück nach Berlin. Was er wohl am meisten befürchtet hatte, trat nicht ein: Er musste nicht Professor am Hygiene-Institut bleiben. Am 8. Juli 1891 wurde er zum Leiter des neu geschaffenen Instituts für Infektionskrankheiten ernannt. Die Bezahlung – 20 000 Mark im Jahr und 1200 Mark Wohnungsgeldzuschuss – war fürstlich, doch nur ein Bruchteil dessen, was er verdient hätte, wenn das Tuberkulin als Heilmittel gewirkt hätte.

»Genau genommen ist kein einziger Fall bekannt, in dem eine dauernde Heilung irgendeiner Form der Tuberkulose durch dieses Mittel herbeigeführt worden wäre.«

Rudolf Virchow

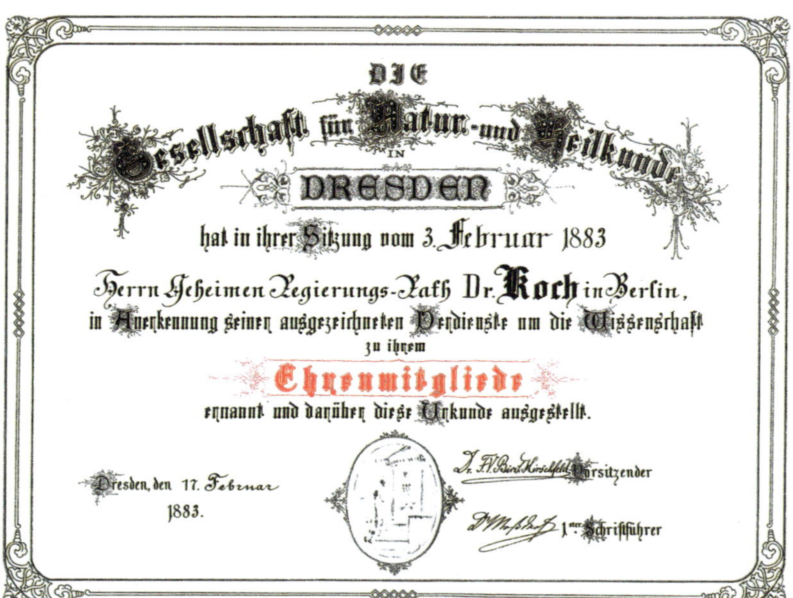
Die Gesellschaft für Natur- und Heilkunde in Dresden

hat in ihrer Sitzung vom 3. Februar 1883

Herrn Geheimen Regierungs-Rath Dr. Koch in Berlin, in Anerkennung seiner ausgezeichneten Verdienste um die Wissenschaft zu ihrem

Ehrenmitgliede

ernannt und darüber diese Urkunde ausgestellt.

Dresden, den 17. Februar 1883.

Vorsitzender

1ster Schriftführer

Robert Koch wurde im Laufe seines Lebens korrespondierendes oder Ehrenmitglied in fast 100 wissenschaftlichen Gesellschaften – unter anderem in der Dresdner »Gesellschaft für Natur- und Heilkunde«.

Der Direktor ist nicht im Hause

Seuchenforschung in Europa, Asien und Afrika

Als Robert Koch im Juli 1891 in sein neues Institut für Infektionskrankheiten einzog, hatte er trotz aller Niederlagen der vorangegangenen Monate ein wichtiges Ziel erreicht. Die Forschung würde nun die oberste Priorität in seinem Arbeitsleben einnehmen. Hierfür standen ihm eine großzügig ausgestattete wissenschaftliche Abteilung zur Verfügung sowie eine Krankenabteilung mit über 100 Betten auf dem Gelände der Charité.

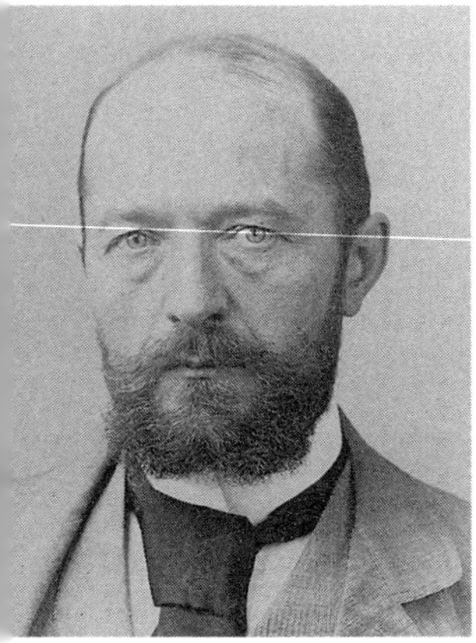

Emil von Behring (1854–1917) begann 1890 an Kochs Hygiene-Institut mit seiner Forschung über die Serumtherapie. 1901 erhielt er für seine Diphtheriebehandlung den ersten Nobelpreis für Medizin. 1904 gründete er die Behringwerke in Marburg.

Unterstützt wurde er von einem Mitarbeiterstab aus Topwissenschaftlern. Die Krankenabteilung führte der renommierte Infektionskliniker Ludwig Brieger, der »Vater« der Giftlehre in der Bakteriologie. Der Leiter der wissenschaftlichen Abteilung war der Bakteriologe und Immunologe Richard Pfeiffer, der als Erster die Auflösung der Bakterienzellwand (Bakteriolyse) beschrieb. Daneben forschten in der Schumannstraße unter anderem Emil von Behring, Shibasaburo Kitasato, Paul Ehrlich und August von Wassermann. Kitasato und Behring entdeckten die Antitoxin-Therapie gegen Diphtherie und Tetanus, Paul Ehrlich war der Begründer der Chemotherapie, und August von Wassermann entwickelte die Syphilis-Diagnostik. Behring (1901) und Ehrlich (1908) wurden später mit dem Nobelpreis ausgezeichnet. Mit diesen Kollegen hatte Robert Koch ein Team um sich geschart, das auf dem Gebiet der bakteriologischen und immunologischen Forschung zu den besten der Welt zählte.

Koch selbst hatte auf seiner Urlaubsreise nach Ägypten den von ihm ausgelösten immensen Skandal aus der sicheren Ferne überstanden. In einem Brief aus Kairo an sein »liebes Hedchen« vom März 1891 gab er offen zu, was jedem klar war: Dass es ihm »zu peinlich« gewesen wäre, für seine »Sache im Landtage aufzutreten« – diese Peinlichkeit war ihm allerdings erspart geblieben. Von seinem grandiosen Misserfolg gebeutelt, aber nun wieder rundum erholt, brannte er darauf, das Tuberkulin weiter zu erforschen und zu verbessern.

Vom Potenzial seines Mittels war er nach wie vor überzeugt: »Ich glaube allerdings, daß meine Sache schließlich doch siegreich durchdringen wird, aber darüber kann mehr oder weniger lange Zeit vergehen«, schrieb er an Hedwig, und diese Einschätzung würde für ihn bis an sein Lebensende gelten. Die Produktion des Mittels übernahmen ab 1892

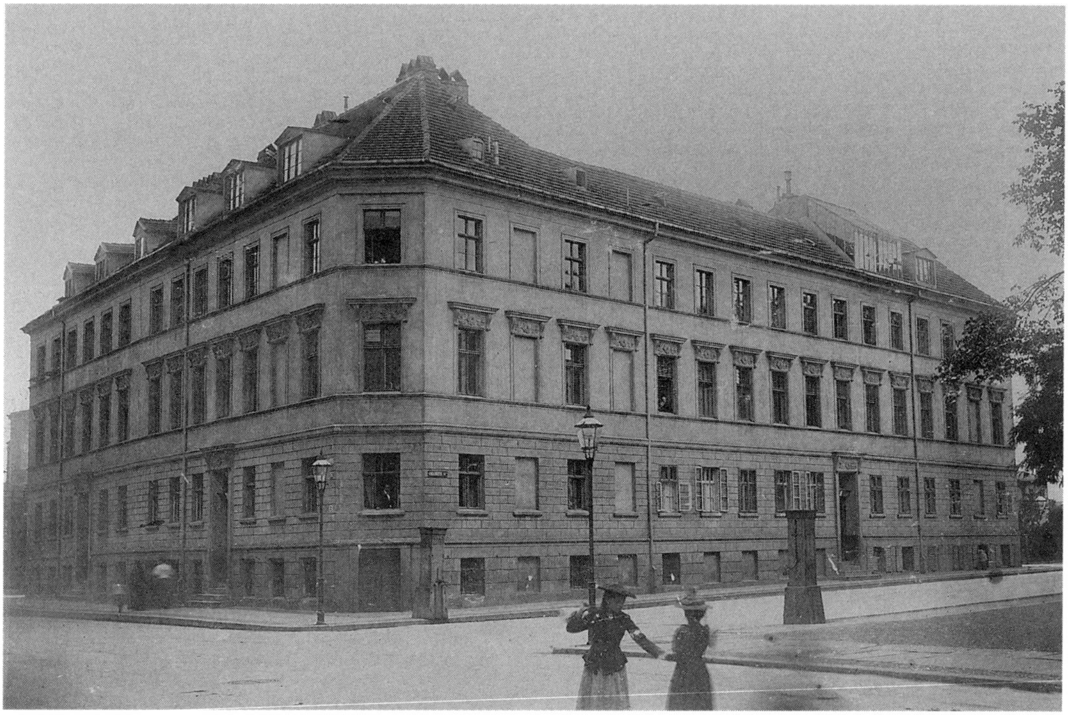

unter der Aufsicht von Robert Kochs Freund Arnold Libbertz die Farbwerke in Höchst – Industrie und staatliche medizinische Forschung gingen damit erstmals ein markterschließendes Bündnis ein. Zwei Jahre später baute das Unternehmen die Produktion von Heilseren auf und stellte unter anderem Emil von Behrings Diphtherie-Serum her. 1910 brachte es Paul Ehrlichs Syphilis-Mittel Salvarsan® auf den Markt.

Das Institut für Infektionskrankheiten in der Schumannstraße war im »Triangel« untergebracht – einem umgebauten Wohnhaus mit dreieckigem Grundriss. Unter Robert Koch wurde es zu einem weltweit führenden Forschungszentrum für Mikrobiologie.

Nach der Eröffnung des Instituts blieb Robert Koch ein Jahr Zeit für die Tuberkulin-Forschung, bis im Sommer 1892 eine andere Aufgabe seine ganze Aufmerksamkeit forderte. In Hamburg verhießen zwei Todesfälle am 17. August 1892 nichts Gutes: Die Cholera war von Indien aus auf dem Landweg über Pakistan, Iran und Russland nach Europa zurückgekehrt und nun in der Hafenstadt ausgebrochen. Die Sterberaten stiegen in der Folge täglich. Wurden am 19. August noch acht Tote verzeichnet, waren es in der darauffolgenden Woche bereits weit über tausend. Die Seuche breitete sich mit rasender Geschwindigkeit aus.

Im heißen Sommer 1892 hatten möglicherweise Auswanderer aus Russland, die in Hamburg auf ihre Überfahrt nach Amerika warteten, die Seuche eingeschleppt. Durch die Ausscheidungen der Infizierten gelangten die Erreger in die Elbe, die in jenen Tagen auf über 20 °C aufgeheizt war – ideale Bedingungen für die Cholera-Vibrionen. Da zudem der Wasserstand des Flusses extrem gesunken war, strömte die Flut ungewöhnlich weit landeinwärts. Die Erreger in der Elbe wurden deshalb zu den bis zu

> »Man soll nicht ohne weiteres vom Tierexperiment auf das gleiche Verhalten beim Menschen schließen.«
>
> Robert Koch

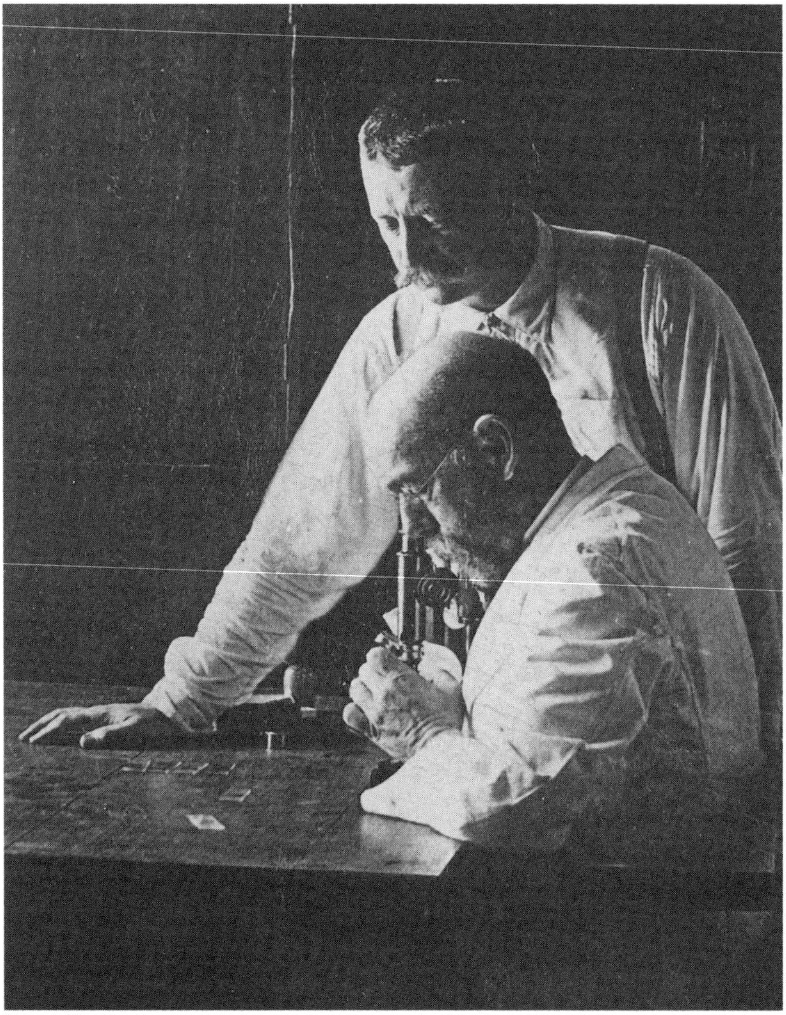

Robert Koch 1897 beim Mikroskopieren im Institut für Infektionskrankheiten. Neben ihm steht sein Mitarbeiter Richard Pfeiffer. Pfeiffer wurde später Professor für Hygiene in Königsberg und Breslau.

zwei Kilometer flussaufwärts gelegenen Stellen gespült, an denen das Trinkwasser aus dem Strom entnommen wurde. Die Hamburger hatten kaum eine Chance, der Seuche zu entkommen, denn fast alle Häuser waren seit 1890 an die Stadtwasserversorgung angeschlossen. Über deren unzählige Rohre wurde das Trinkwasser aus den Reservoiren von der Elbe in der Stadt verteilt.

Robert Koch, der am 24. August als Abgesandter der deutschen Reichsregierung an der Elbe eintraf, erlebte zum zweiten Mal eine Cholera-Epidemie in Hamburg – und wieder war er zutiefst erschüttert. »In ein paar Tagen hat die Krankheit mit Riesenschritten um sich gegriffen, und die Toten zählen schon nach Hunderten. Gestern bin ich den ganzen Tag unterwegs gewesen … Es war mir zu Muth, als wanderte ich über ein Schlachtfeld. Kein Jammern hört man, nur hier und da ein Seufzer oder das Röcheln der Sterbenden. Es ist ein Anblick, der selbst für den Arzt, und wenn er schon öfters derartiges erlebte, immer etwas grausiges hat. Das ist die Cholera, die hier offenbar in ihrer fürchterlichsten Gestalt aufgetreten ist«, schrieb er an Hedwig Freiberg. Entsetzt war er aber auch über die Lebensbedingungen der Menschen in der Altstadt, vor allem in dem am schwersten betroffenen Gängeviertel. Die dortigen übervölkerten Arbeiterquartiere waren seiner Aussage zufolge die schlimmsten Behausungen, die er jemals in Europa gesehen hatte.

»In keiner anderen Stadt habe ich solche ungesunden Wohnungen, Pesthöhlen und Brutstätten angetroffen [wie in Hamburg].«

ROBERT KOCH

Zur Eindämmung der Epidemie vollzog man die Seuchenwege über die Elbe mit bakteriologischen Mitteln nach, versuchte die Kranken so früh wie möglich zu identifizieren und als Bazillenträger zu isolieren. Ein Isolationsgebiet, das vor allem die Wasserwege beachtete, wurde bestimmt und Quarantäne verordnet. Schulen wurden geschlossen, Veranstaltungen untersagt und sämtliche Wohnungen, in denen sich Cholera-Kranke aufgehalten hatten, mit Karbol desinfiziert. Großes Augenmerk richtete man auf das Trinkwasser, das abgekocht oder mit Wasserwagen gebracht wurde. Für den Bakteriologen Paul Frosch waren diese Maßnahmen »das erste in die Praxis umgesetzte Beispiel der modernen Seuchenbekämpfung«.

Als die verheerende Epidemie im September ausklang, waren von den knapp 17 000 erkrankten Menschen 8605 gestorben, weit über ein Prozent der gesamten Hamburger Einwohnerschaft. Die Katastrophe wäre nicht eingetreten, wenn Hamburg wie seine Nachbarstädte Altona und Wandsbek das Wasser durch Sandfilter hätte laufen lassen. Denn diese, so stellte Robert Koch fest, bilden eine relativ wirksame Schutzbarriere gegen die Cholera-Erreger.

Seine Forschungsergebnisse sollten eine wegweisende wissenschaftliche Basis für staatliche Verordnungen zur Wasserwirtschaft werden. Als er sie 1893 unter dem Titel »Wasserfiltration und Cholera« publizierte, gab er sich kämpferisch wie eh und je. »Von allen Choleraforschern, deren Urtheil nicht durch phantastische Träumereien über tellurisch-kosmische Einflüsse getrübt, oder durch eigensinniges Anklammern an längst widerlegte Theorieen [sic] festgelegt war, wurde von jeher dem Wasser als Träger des Cholera-Infectionsstoffes eine mehr oder weniger grosse Bedeutung beigelegt«, begann er seinen Aufsatz mit

> »Ich bedauere nur, daß unter den augenblicklichen Verhältnissen meine Bearbeitung der bisher mit dem Tuberkulin gemachten Erfahrungen nicht vorwärts kommt.«
>
> Robert Koch

einer gekonnten Attacke auf die Kritiker seiner Cholera-Thesen, dabei vor allem auf Max von Pettenkofer. Robert Kochs Überzeugung, dass die Cholera durch einen Erreger ausgelöst und vor allem über das Trinkwasser verbreitet wird, hatte sich in Hamburg bestätigt. Ganz unrecht hatte aber auch von Pettenkofer nicht, der nicht daran glauben wollte, dass allein der Erreger für den Ausbruch der Seuche verantwortlich sein könnte. Denn die Cholera ist eine Infektionskrankheit, die sehr wohl auch durch biologische (Vermehrung der Keime im warmen Wasser) und soziale Faktoren bestimmt wird. In Hamburg forderte sie die meisten Opfer in den elenden, katastrophal unhygienischen Armenvierteln, deren Bewohner dem Erreger körperlich kaum etwas entgegenzusetzen hatten. Gut genährt hält man den Cholera-Vibrionen weitaus besser stand.

Robert Koch war durch den Tuberkulin-Skandal angeschlagen gewesen, aber er war nicht k.o. gegangen. Beruflich hatte er sich mit seinen Thesen zur Cholera-Epidemie mit einem Paukenschlag zurückgemeldet, und auch seine private Lebenskrise war endgültig überwunden. Im Juni 1893 ließ er sich von Emmy scheiden. Sie sollte zukünftig ein Drittel seines Einkommens erhalten. Zudem kaufte er ihr das Haus am Clausthaler Kronenplatz zurück, in dem er seine Kindheit verlebt hatte. Im September desselben Jahres heiratete er Hedwig Freiberg, 1894 zogen die beiden in ein eigenes Einfamilienhaus in der Berliner Ahornallee. »Eine wie große Annehmlichkeit es ist, sein eigenes Heim zu besitzen«, schrieb er an Georg Gaffky. Häufig wurden internationale Gäste eingeladen. Robert Koch führte ein angenehmes, entspanntes Leben, das er mit Freuden genoss. Er unternahm zusammen mit seiner Frau Urlaubsreisen in die Schweiz und nach Ägypten, und von Georg Gaffky lernte er die Jagd kennen und lieben.

Wissenschaftlich beschäftigte sich Robert Koch bis einschließlich 1896 vor allem mit der weiteren Erforschung der Tuberkulose und des Tuberkulins sowie der Cholera. Die Immunologie war in der Verantwortung der Teams um Emil von Behring und Paul Ehrlich gelegen, die das Institut 1893 beziehungsweise 1896 verließen. Den allgemeinen Forschungsbereich des Instituts fasste Robert Koch sehr weit. Es war, wie Richard Pfeiffer 1892 in der »Deutschen Medicinischen Wochenschrift« deutlich formulierte, »dem Studium aller ansteckenden Krankheiten gewidmet«, wobei man »die Infectionsstoffe nach allen Richtungen hin« studieren müsse. »Nach allen Richtungen hin« war durchaus auch geografisch zu verstehen, hatte doch die Cholera in Hamburg gezeigt, dass zur Erfor-

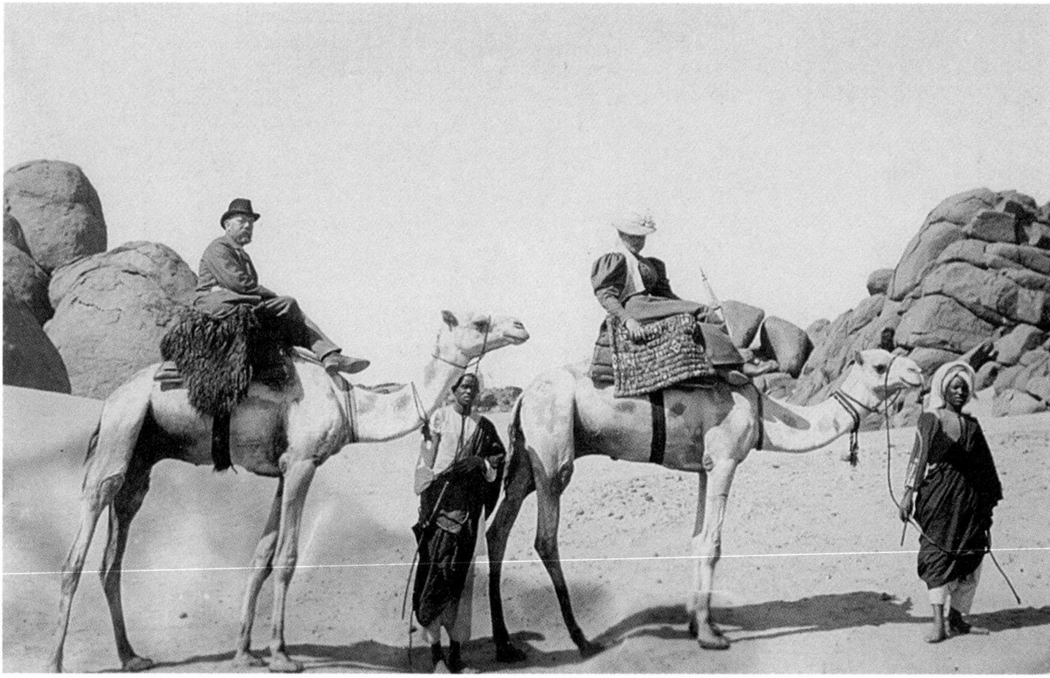

Hedwig Koch liebte wie ihr Mann das Reisen. 1896 erkundeten sie gemeinsam Ägypten. Dort hatte sich Robert Koch bei der Cholera-Expedition 1883 mit den Ärzten Stephanos Kartulis und Johannes Schiess angefreundet.

schung der Infektionskrankheiten auch das Forschen am Ort des Geschehens erforderlich ist. Nur so konnten die umweltbedingten Zusammenhänge von Epidemien verstanden werden.

Gelegenheit hierfür ergab sich Ende Oktober 1896, als in der damaligen britischen Kapkolonie im heutigen Südafrika erste Fälle von Rinderpest ausbrachen. Die von einem Virus verursachte Viehseuche befällt vor allem Rinder, aber auch andere Paarhufer. Sie gilt heute als ausgestorben, damals war sie jedoch eine schreckliche Bedrohung. Im 18. Jahrhundert hatte sie in Europa fast den gesamten Viehbestand zerstört und nun, Ende des 19. Jahrhunderts, erlitt Afrika das gleiche Schicksal. Man vermutet, dass die italienische Armee 1887 bei ihrem Einmarsch in Äthiopien infizierte Rinder aus Indien mitführte und damit eine Tragödie biblischen Ausmaßes auslöste. Binnen weniger Jahre waren rund 90 Prozent des afrikanischen Viehbestands südlich der Sahara ausgerottet, zudem waren auch Wildtiere wie Büffel, Gazellen und Antilopen betroffen. Ganz sicher zählte die Viehseuche zu den größten Katastrophen, die der Kontinent jemals erleiden musste. Millionen Menschen starben innerhalb weniger Jahre an Hungersnöten, so ein Drittel der äthiopischen Bevölkerung. Ganze Landstriche verödeten, und wo Rinder und Wildtiere den Be-

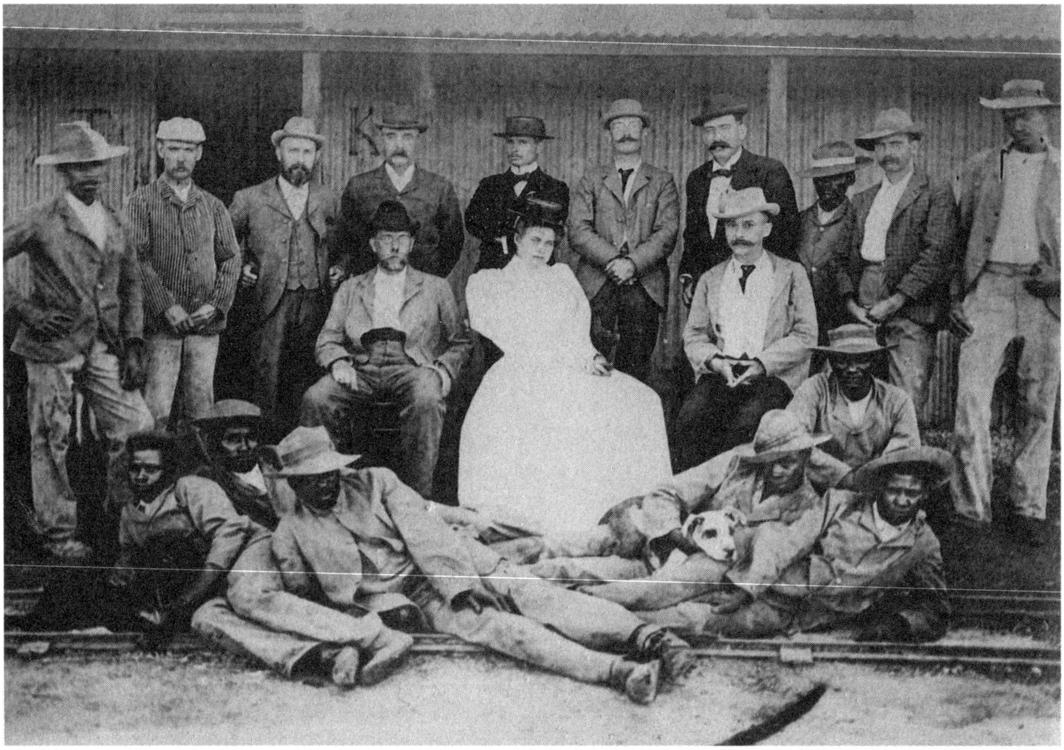

Robert und Hedwig Koch umringt vom Team der Rinderpest-Expedition 1896 im südafrikanischen Kimberley. Im Hintergrund die Forschungsstation.

wuchs nicht mehr niedrig hielten, breitete sich der Busch aus – ideale Lebensbedingungen für Tsetsefliegen. Als Profiteure der Seuche kosteten sie als Überträger der Schlafkrankheit noch viele Tausend Menschen das Leben. Afrika wurde durch diese Epidemien in vielen Gebieten für Menschen unbewohnbar.

Um sie vor dem Eindringen infizierter Tiere zu schützen, hatte man die Grenze der Kapkolonie mit Stacheldraht verstärkt und ließ sie von Soldaten bewachen. Dennoch traten immer wieder Krankheitsfälle auf und ganze Herden mussten gekeult werden. Die Anfrage der britischen Regierung an Robert Koch, die Seuche zu erforschen und einzudämmen, war also mehr als dringlich. Robert Koch erreichte zusammen mit Hedwig, seinem Assistenten Wilhelm Kolle und dem Oberstabsarzt Paul Kohlstock im Dezember 1896 Kapstadt und fuhr weiter nach Kimberley, wo er seine Forschungsstation aufbaute. Den Erreger der Seuche – ein ultravisibles Virus – konnte er mit seinen damaligen technischen Mitteln nicht entdecken. Durch zahllose Versuche gelang es ihm jedoch im Februar 1897, eine Impfung aus Immunserum und virulentem Rinderblut zu ent-

Der tödliche Schlaf – Die Afrikanische Trypanosomiasis

Um die Wende vom 19. zum 20. Jahrhundert dehnte sich die Schlafkrankheit im Afrika südlich der Sahara mit rasender Geschwindigkeit aus. Innerhalb weniger Jahre fielen ihr Hunderttausende Menschen zum Opfer. Für die Ausbreitung der Epidemie waren verschiedene Ursachen verantwortlich. Ein Grund war unter anderem der Wandel der Landschaft durch die Rinderpest, an der zahllose Huftiere verendeten. Zur Verbreitung der Krankheit trugen aber auch die veränderten wirtschaftlichen Bedingungen unter den Kolonialherrschaften bei. So steckten sich unter anderem viele Menschen an, weil sie als Zwangsarbeiter der Kolonialherren Gummi in Waldstücken sammeln mussten, wo sie von Tsetsefliegen gestochen wurden. Sie übertragen die Erreger der Krankheit: einzellige Parasiten, die sogenannten Trypanosomen.

Nach der Infektion mit dem Erreger treten je nach Art der Trypanosomen nach verschiedenen Zeiträumen die typischen Symptome der Krankheit auf. Zu diesen gehören unter anderem Fieber, geschwollene Lymphknoten, Koordinationsstörungen, Krampfanfälle, geistige Verwirrtheit bis hin zu Tobsuchtsanfällen, Schlafstörungen und schließlich im Endstadium ein Hinüberdämmern und -schlafen in den Tod.

Noch immer stellt die Schlafkrankheit auf dem afrikanischen Kontinent eine große Bedrohung dar. Schätzungen zufolge sind dort aktuell rund 500 000 Menschen mit der Krankheit infiziert, Tendenz steigend. Insgesamt sind im sogenannten »African Tsetse belt« rund 60 Millionen Menschen gefährdet, sich mit Trypanosomiasis anzustecken. Einen Impfstoff gegen die Krankheit, die unbehandelt in den Tod führt, gibt es nicht – und die medikamentösen Therapien waren bislang keinesfalls schonend. Die derzeit erhältlichen Medikamente verursachen zum Teil so schwere und schmerzhafte Nebenwirkungen, dass manche Erkrankte daran sogar sterben.

Die Pharmaindustrie unternahm bislang wenig, um neue Medikamente zu entwickeln. Die Länder, die von der Schlafkrankheit betroffen sind, sind arm und bieten zu wenig Profitmöglichkeiten. Hoffnung bringt die 2012 von der Weltgesundheitsorganisation (WHO) gegründete Initiative zur Entwicklung von Wirkstoffen gegen vernächlässigte Tropenkrankheiten wie die Trypanosomiasis. Derzeit finden sich noch einige Medikamente in der Testphase, seit 2018 wird ein neues Arzneimittel von der Europäischen Arzneimittel-Agentur empfohlen. Angesichts dieser Entwicklungen erscheint es möglich, dass die Schlafkrankheit in den nächsten Jahren ausgerottet wird.

> **»Für den Europäer die wichtigste und geradezu ausschlaggebende Krankheit im tropischen Afrika ist die Malaria.«**
>
> Robert Koch

wickeln, die eine relativ hohe Immunität bei den Tieren bewirkte. Die Seuche konnte damit merklich eingedämmt werden. Der Impfstoff wurde in der Folge von verschiedenen Wissenschaftlern verbessert, bis der britische Veterinärpathologe Walter Plowright Mitte des 20. Jahrhunderts eine Vakzine aus abgeschwächtem Virusmaterial entwickelte.

In den folgenden Jahren lebte Robert Koch wie ein Jetsetter in mikrobiologischer Mission. Er genoss dieses Leben, das ihm alles bot, was er – wahrscheinlich genau in dieser Reihenfolge – liebte: wie in bakteriologischen Pionierzeiten Erreger »jagen«, reisen und mit seiner Frau zusammen sein, die ihn meist begleitete. Von Südafrika aus wurde er von der deutschen Regierung im März 1897 direkt ins indische Mumbai (Bombay) berufen, wo die Beulenpest ausgebrochen war. Dort hatte sich bereits im Februar eine deutsche Ärztekommission unter der Leitung von Georg Gaffky zur Bekämpfung der Seuche eingefunden. Robert Koch, der die Arbeit der Kommission inspizierte, wurde bereits im Juni in die deut-

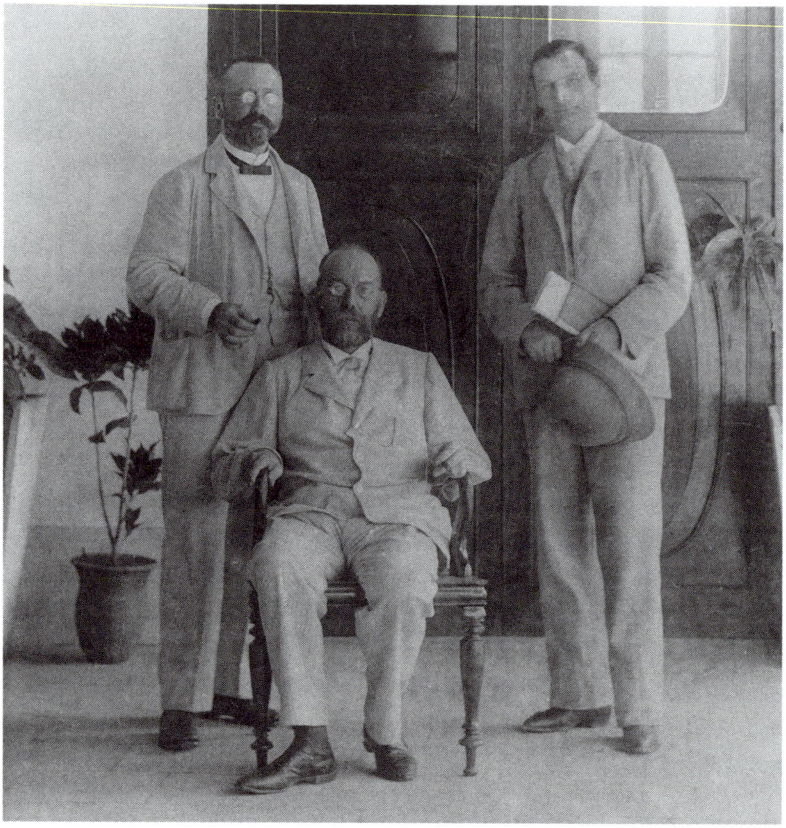

Robert Koch (Mitte) 1897 während der Pest in Mumbai. Georg Gaffky (links) leitete die deutsche Pestexpedition. Der Herr mit dem Hut in der Hand ist der schweizerisch-französische Arzt Alexandre Yersin, der Entdecker des Pesterregers.

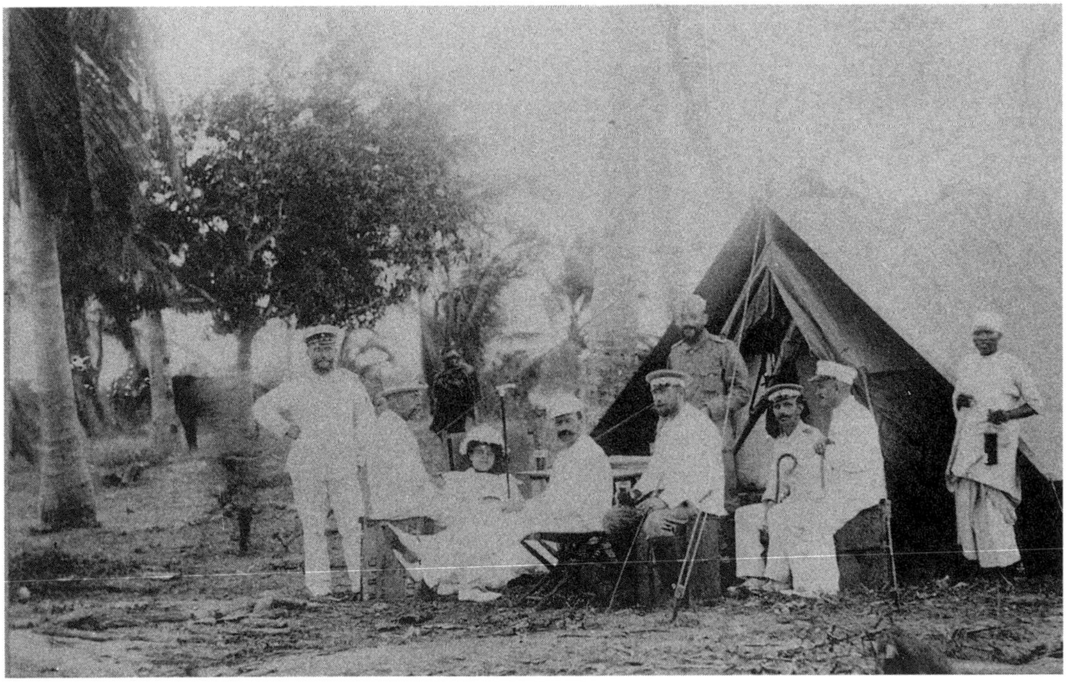

Expedition 1897 nach Deutsch-Ostafrika, heute Tansania. Robert Koch sitzt links. Hedwig Koch, makellos im hellen Kleid, begleitete ihren Mann unverdrossen auf seinen Forschungsreisen.

schen Kolonialgebiete in Ostafrika – das heutige Tansania – beordert, da auch dort Fälle von Pest vermutet wurden. Ab Juli 1897 beschäftigte er sich in Daressalam und im Usambaragebiet mit dem Texasfieber und der Surra (Trypanosomen)-Krankheit der Rinder und stellte Pläne auf, wie die Seuchen eingedämmt werden könnten. Ab dieser Zeit widmete er sich zudem zunehmend der Malaria, die damals genauso wie die Cholera nicht als reine Tropenkrankheit gesehen wurde, sondern auch eine Bedrohung für Europa darstellte. Nachdem sich im Februar 1898 herausstellte, dass die im Landesinneren aufgetretenen Erkrankungen Pestfälle waren, hatte Robert Koch seine Aufgaben in Ostafrika vorerst erledigt.

Nach rund anderthalb Jahren kehrten die Kochs im Mai 1898 nach Deutschland zurück. Bereits drei Monate später brachen sie jedoch wieder auf, da Robert seine Malaria-Studien intensivierte. Dazu fuhr er im August zusammen mit Richard Pfeiffer und Hermann Kossel, der am Institut für Infektionskrankheiten eng mit Paul Ehrlich und Emil von Behring zusammenarbeitete, für mehrere Wochen nach Italien. Eine weitere große Malaria-Expedition führte ab April 1899 zuerst zu den Sümpfen der Maremma bei Grosseto in der Toskana. Da der Erreger der Krankheit – parasitäre Plasmodien – und der Übertragungsweg über die Anopheles-

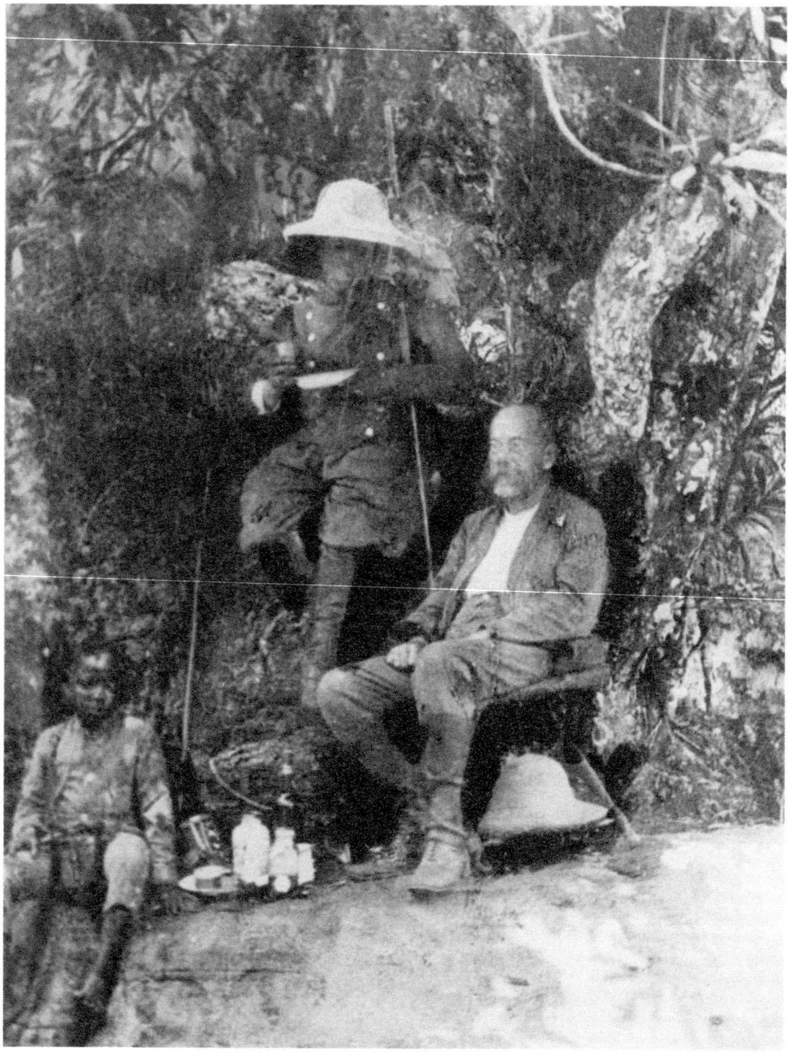

Rast auf einem Ausflug in Ostafrika 1897. Unterwegs sammelte Robert Koch stets Fliegen, Mücken und Zecken, um sie zu präparieren und so die Übertragungswege von Infektionskrankheiten zu erforschen.

mücke bereits bekannt waren, beschäftigte sich Robert Koch vorwiegend mit ihrer Behandlung und der Prophylaxe mit Chinin. Dies war vor allem für die politischen Interessen Deutschlands und anderer europäischer Mächte von Bedeutung, die ihre Soldaten und Siedler in den eroberten Kolonialgebieten besser vor der Malaria schützen wollten.

Die Expedition führte demzufolge auf Wunsch der niederländischen und deutschen Kolonialbehörden weiter in das indonesische Jakarta (damals Batavia in Niederländisch-Indien) sowie in die deutschen Kolonialgebiete in Neuguinea. Dort erkrankte Hedwig Koch, die das Chinin nur

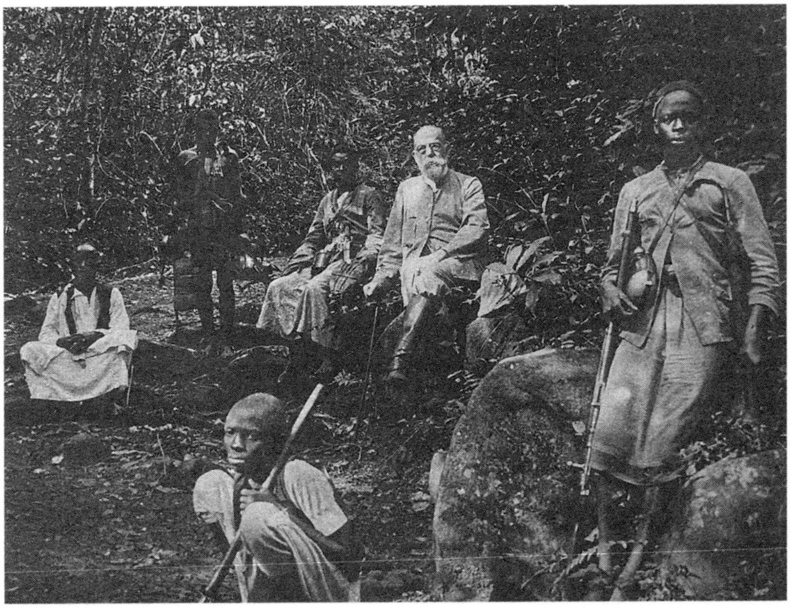

Auf der Expedition 1897/98 in das heutige Tansania beschäftigte sich Robert Koch mit Viehseuchen, Malaria und der Pest.

schlecht vertrug, so schwer an Malaria, dass sie ein halbes Jahr vor ihrem Mann heimreisen musste.

Robert Koch selbst kehrte am 1. Oktober 1900 nach Berlin zurück, wo das Institut für Infektionskrankheiten mittlerweile in einen Neubau neben dem Rudolf-Virchow-Krankenhaus am Nordufer umgezogen war. Dort widmete er sich ab 1900 verstärkt wieder der Tuberkulose-Forschung. Zudem startete er in den Jahren 1901 und 1902 einen großen Malaria-Feldversuch auf der istrischen Insel Brioni (Brijuni), die damals zu Österreich-Ungarn gehörte. In einem ausgeklügelten Programm gelang es ihm und seinen Mitarbeitern, die infizierten Personen in der kühlen Jahreszeit mit Chinin auszuheilen. Die Mücken, die im folgenden Frühjahr schlüpften, nahmen somit nicht mehr die Malaria auslösenden Parasiten (Plasmodien) aus dem menschlichen Blut auf – Brioni war von der Malaria befreit worden.

Etwa im selben Zeitraum gelang Robert Koch eine weitere grundlegende bakteriologische Entdeckung. 1901 und 1902 fand er bei Typhus-Epidemien im Ruhrgebiet und im Landkreis Trier heraus, dass für die Verbreitung der Seuche verunreinigtes Trinkwasser verantwortlich war. Eine große Rolle spielten aber auch – und diese Erkenntnis war neu – infizierte Personen, die nicht als Kranke identifiziert wurden. Als »Bazillenträger« schieden diese ständig Erreger aus und bewirkten so eine weitere

Die Malaria galt im 19. und frühen 20. Jahrhundert keineswegs als reine Tropenkrankheit – auch in Italien war sie weitverbreitet. Im Frühjahr 1899 erforschte Robert Koch die Krankheit in der Maremma in der Toskana.

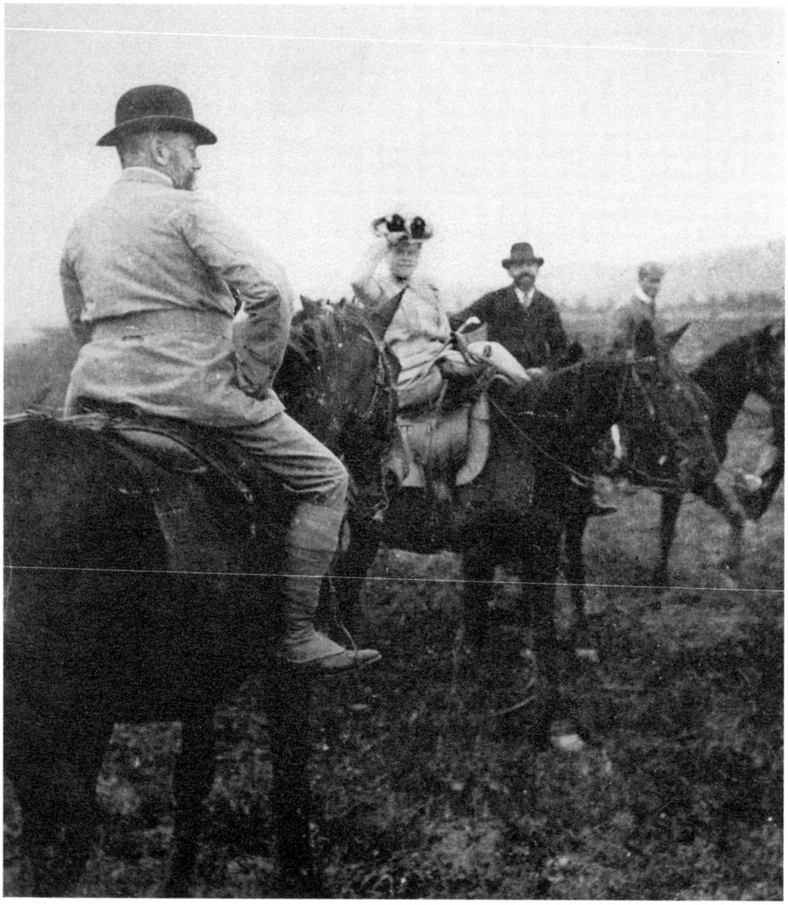

Verbreitung der Krankheit. Für die Seuchenbekämpfung war diese Entdeckung ein wichtiger Meilenstein.

Nachdem Koch im Sommer 1902 zusammen mit Hedwig eine Urlaubsreise nach Spitzbergen unternommen hatte, stand im Dezember 1902 schließlich wieder Afrika auf der Agenda. Die britische Regierung lud ihn erneut zu einer Forschungsreise ein, die sich vor allem auf das Studium der Tierseuchen konzentrieren sollte. Der Hauptstandort war dieses Mal Bulawayo im heutigen Simbabwe. Dort untersuchte Robert Koch zusammen mit dem Bakteriologen Fred Neufeld und dem Pharmakologen Friedrich Karl Kleine vor allem das Küstenfieber und die Pferdesterbe.

»Das Eingreifen Kochs in das Studium der Malariakrankheiten bildet einen Merkstein in der Geschichte der Malaria.«

Friedrich Loeffler

Hedwig Koch gefiel es gut in Bulawayo mit seinem angenehmen Klima. Als wichtiger Eisenbahnknotenpunkt bot es zudem eine gute Infrastruktur und erinnerte Robert Koch eher an eine europäische oder

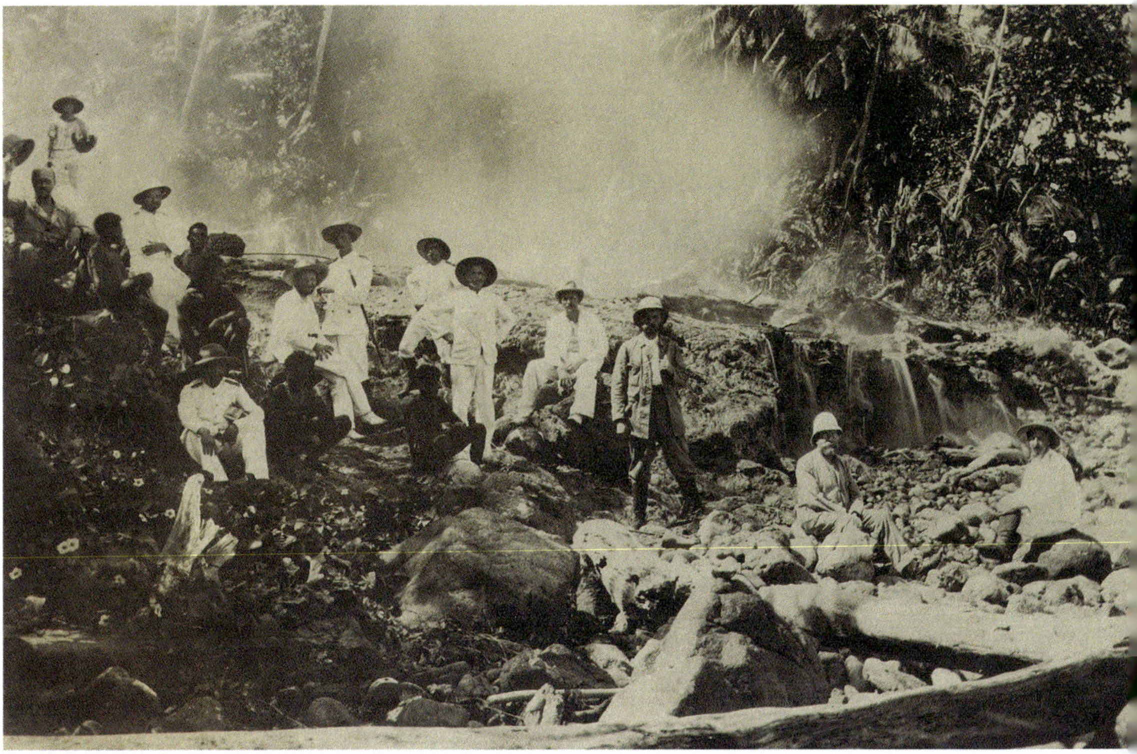

Malaria-Expedition 1899 im von Deutschland besetzten Gebiet von Neuguinea, im Hintergrund der Robert-Koch-Geysir. Für Robert Koch zählte es zu den »schönsten und interessantesten Ländern der Tropen«.

amerikanische Stadt. Er bedauerte in einem Brief an seinen Kollegen Gustav Fritsch, dass »die europäische Kultur so unbarmherzig alles wegfegt, was das Land früher so interessant machte«. Die Arbeit machte ihm Spaß, denn, so schrieb er im Oktober 1903 an Georg Gaffky: »Diese Krankheiten bieten so ganz neue Seiten und Eigenschaften im Verhältnis zu unseren biederen europäischen Krankheiten, daß man sich fast in eine neue Welt versetzt fühlt.«

Die Forschungen waren komplizierter als gedacht und gingen deshalb nur langsam voran. Daher kam Robert Koch erst Monate später als geplant im Juni 1904 nach Deutschland zurück, wo er mit großen Ehrungen bedacht seinen 60. Geburtstag nachfeierte. Kurz darauf ließ er sich mit Wirkung zum 1. Oktober des Jahres in den Ruhestand versetzen, sein Nachfolger auf dem Direktorenposten wurde Georg Gaffky. Ganz zog sich Robert Koch jedoch nicht aus dem Institut zurück: Für weitere wissenschaftliche Tätigkeiten stand ihm dort ein Labor zur Verfügung, als freier Berater erhielt er zudem weiterhin jährlich 10 000 Mark zusätzlich zu seiner Pension.

Der freie Forscher
Im »Ruhestand«

In den gut dreizehn Jahren, in denen Robert Koch das Institut für Infektionskrankheiten leitete, hatte er sich die überwiegende Zeit im Ausland befunden. Die längeren Aufenthalte in den Tropen hatten ihn körperlich gefordert. Er litt wiederholt unter Malaria-Anfällen und zuletzt an einer schweren Infektion mit Husten, die er mit Morphium behandelte. Immer wieder quälten ihn zudem »Herzprobleme mit Kurzathmigkeit«, wie er seiner Tochter schrieb.

»Solange Koch keinen [Nobel-]Preis bekommt, werde ich prinzipiell keinen anderen Forscher empfehlen.«

Elias Metschnikoff

Sein gesundheitlicher Zustand war jedoch wohl nicht ausschlaggebend bei seiner Entscheidung, sich so früh wie möglich pensionieren zu lassen. Denn trotz aller Beschwerden war Robert Koch in den Tropen stets leistungsfähig gewesen und liebte das Klima – eine bemerkenswerte Entwicklung für einen Kälte gewohnten Harzer, dem es in seiner Jugend sogar in Göttingen zu heiß gewesen war. Offensichtlich wollte er sich einfach, wie seit Jahren geplant, noch unabhängiger seinen Forschungen widmen. Endlich von (fast allen) beruflichen Pflichten befreit, wollte er sich intensiv in ein ganz bestimmtes Gebiet einarbeiten: in das Reich der pathogenen Protozoen. Diese Infektionen auslösenden Mikroorganismen, wie die Plasmodien der Malaria oder die Trypanosomen der Surra-Krankheit bei Tieren, hatten ihn schon länger fasziniert.

Fast unverzüglich ging er deshalb wieder auf Reisen. Im Januar 1905 kam er zusammen mit Hedwig in Daressalam an, wo er mit Unterstützung der deutschen Kolonialverwaltung und des Stabsarztes Robert Kudicke eine Privatexpedition ausstattete und begann, verschiedene Krankheiten zu studieren. Die Forschungen erforderten unter anderem tagelange mühselige Fußmärsche. Mehrere bequeme Wochen verbrachte er in Amani in den klimatisch angenehmen Usambarabergen, wo die deutsche Kolonialregierung landwirtschaftlich-biologische Versuchslabore eingerichtet hatte.

In seinen Arbeiten knüpfte Robert Koch an früheren Forschungen an, etwa über Malaria und die Tierseuchen Texas- und Küstenfieber. In seinen Untersuchungen konnte er unter anderem nachweisen, dass das Rückfallfieber durch Zecken übertragen wird. Sein größtes Interesse galt jedoch einer anderen Krankheit: »Namentlich liegen mir die Trypanosomenstudien am Herzen, welche eigentlich den Schlüssel zu den weiteren Untersuchungen über die Schlafkrankheit enthalten«, schrieb er im Juni 1905 an Georg Gaffky. So präparierte er neben zahllosen Zecken ebenso

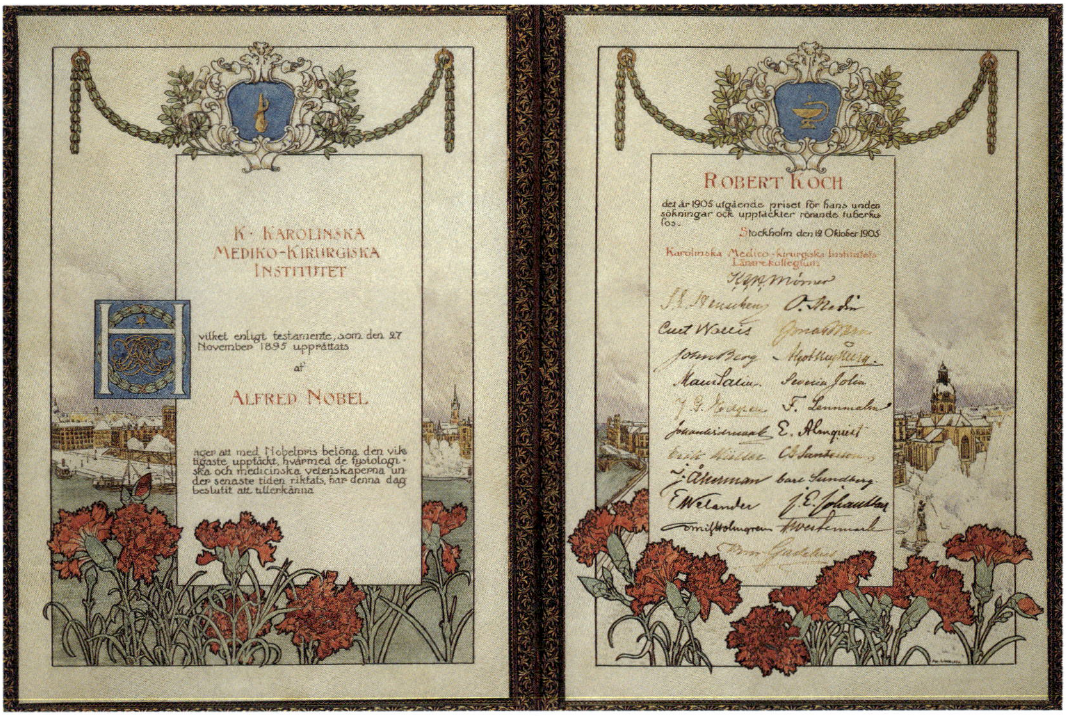
K. Karolinska
Mediko-Kirurgiska
Institutet
H vilket enligt testamente, som den 27 November 1895 upprättats
af
Alfred Nobel
åger att med Nobelpris belöna den vik-
tigaste upptäckt, hvarmed de fysiologi-
ska och medicinska vetenskaperna un-
der senaste tiden riktats, har denna dag
beslutit att tillerkänna
Robert Koch
det år 1905 utgående priset för hans under-
sökningar ock upptäckter rörande tuberku-
los.
Stockholm den 12 Oktober 1905
Karolinska Medico-kirurgiska Institutets
Lärarekollegium

Die aufwendig gestaltete Urkunde für Robert Kochs Nobelpreis von 1905. Alfred Nobels Bestimmungen zufolge ernennt traditionell das Karolinska-Institut für Medizin die Preisträger in Medizin oder Physiologie.

unzählige Tsetsefliegen, die die Trypanosomen auf Menschen und Tiere übertragen. Dass die einzelligen Protozoen neben Viehseuchen wie Surra und Nagana eben auch die sogenannte Schlafkrankheit auslösen, wusste man zu jener Zeit schon durch die wissenschaftlichen Arbeiten der Bakteriologen Aldo Castellani und David Bruce. Robert Koch konzentrierte sich vorerst darauf, den komplexen Lebenszyklus der Trypanosomen zu erforschen. Im August 1905 reiste er in die britisch besetzten Gebiete im Norden des Victoriasees, um dort die Tsetsefliegenart *Glossina palpalis* zu untersuchen, die Überträgerin der Schlafkrankheit.

Dort überbrachte ihm der britische Commissioner von British Uganda, Henry Helsketh Bell, im Oktober eine Nachricht, über die zuvor schon Gerüchte kursiert waren: Das Nobelkomitee hatte Robert Koch den Preis für Medizin »für seine Untersuchungen und Entdeckungen auf dem Gebiet der Tuberkulose« zugesprochen. Eilig kehrte Robert Koch zusammen mit Hedwig nach Berlin zurück, wo er mit begeisterten Glückwünschen empfangen wurde.

Am 10. Dezember 1905 wurde ihm in Stockholm der Preis überreicht, seine Nobel-Vorlesung hielt er »Über den derzeitigen Stand der Tuberkulosebekämpfung«. Darin skizzierte er ein wünschenswertes Fürsorgesystem, durch das die Ausbreitung der Tuberkulose eingedämmt werden könne. Wenn es möglich wäre, alle Patienten mit offener Tuberkulose »in Krankenhäusern unterzubringen und dadurch unschädlich zu machen,

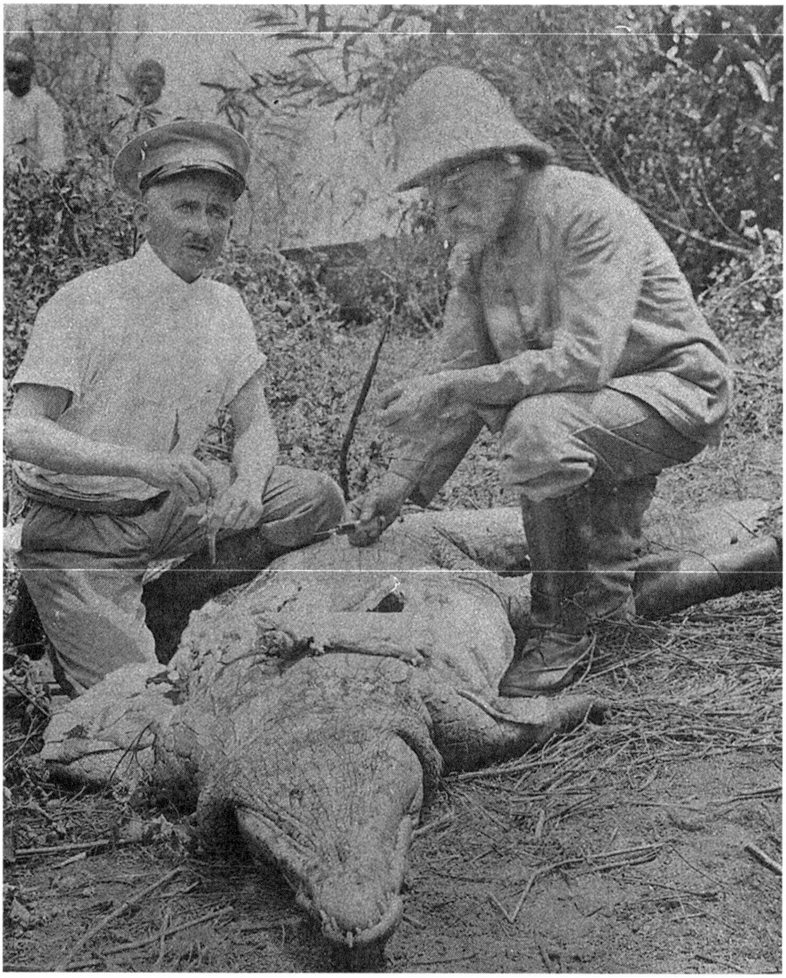

Robert Koch (rechts) und Friedrich Karl Kleine sezieren ein Krokodil auf den Sese-Inseln im Victoriasee. Die 1906/07 erfolgte Expedition nach Ostafrika diente vor allem der Erforschung der Schlafkrankheit.

dann würde die Tuberkulose rasch abnehmen«. Da dies jedoch »unerschwinglicher Mittel« bedürfe, plädierte er für eine staatlich unterstützte Pflege in den Familien: »Der Kranke wird in seiner Wohnung aufgesucht, ihm und seinen Angehörigen wird Belehrung und Rat in bezug auf Reinlichkeit und Behandlung des Auswurfs erteilt. Wenn die Wohnungsverhältnisse schlecht sind, dann werden Geldmittel bewilligt, um das Mieten eines passenden Raumes oder selbst die Beschaffung einer anderen, geeigneteren Wohnung durchführen zu können.« Große Bedeutung maß er der allgemeinen medizinischen Aufklärung zu: »Dazu rechne ich in erster Linie alle die Bestrebungen, welche darauf gerichtet sind, durch populäre Schriften, Vorträge, Ausstellungen und sonstige derartige Mittel

Belehrung über die Tuberkulosegefahr in das Volk zu tragen.« Im Endeffekt, konstatierte er, sei die Tuberkulose-Bekämpfung »nur eine Geldfrage«.

Der Nobelpreis war die Krönung von Robert Kochs wissenschaftlicher Laufbahn. In einem Brief an seinen Freund Arnold Libbertz spielte er die Ehrung in leicht knurriger Bescheidenheit herunter, seinen Stolz konnte er jedoch nicht verbergen: »Meinen besten Dank für die freundlichen Glückwünsche zum Geburtstage und zum Nobelpreis, welchen letzteren ich mir auf einer etwas anstrengenden Reise aus Stockholm geholt habe. Sie wissen ja, daß ich kein Freund von vielen Festen mit der Notwendigkeit, zu essen und zu trinken, wenn man auch nicht hungrig und nicht durstig ist, bin, aber meiner Frau hat es ausnehmend gut gefallen, sie schwelgte förmlich in den angenehmen Eindrücken, welche der Aufenthalt in Stockholm uns bot.«

»Ich bin mit meinen Untersuchungen über die Tuberkulose so weit vorgedrungen, wie ich früher nie zu hoffen gewagt hatte.«

ROBERT KOCH

Wie keine seiner sonstigen Auszeichnungen verdeutlichte der Nobelpreis den langen Weg, den Robert Koch als Wissenschaftler gegangen war – und mit ihm schloss sich ein Kreis. Als sein Vater zusammen mit Alfred Nobel in den 1860er-Jahren das Nitroglyzerin in den Harzer Bergwerken testete, war Robert Koch noch Student in Göttingen gewesen. Nichts deutete damals darauf hin, dass er rund vierzig Jahre später gerade mit einem Preis aus dem Vermögen des schwedischen Industriellen für seine wissenschaftliche Leistung geehrt werden würde. Erträumt hatte er sich eine solche Laufbahn jedoch zweifellos – und er hatte erreicht, was er sich damals sehnlichst gewünscht hatte.

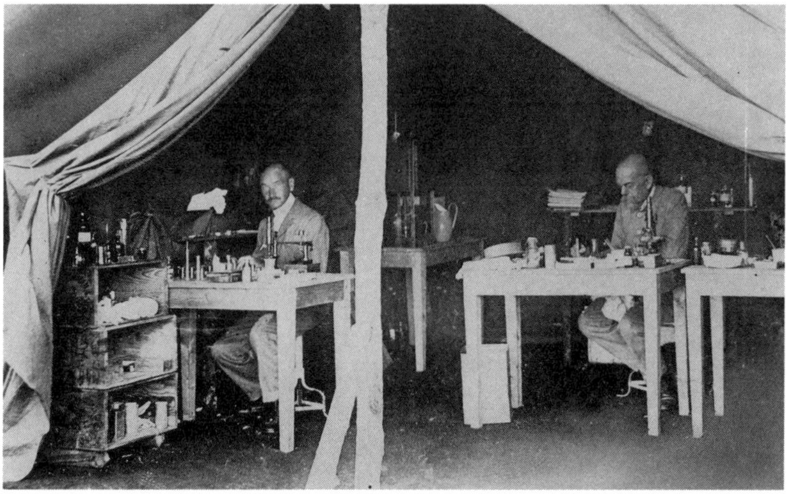

Robert Koch (rechts) und Friedrich Karl Kleine 1906 in ihrem Laborzelt auf den Sese-Inseln. Koch untersuchte dort über 2000 präparierte Tsetsefliegen – ein »sehr eintöniges Leben«, wie er an Georg Gaffky schrieb.

Im 19. und frühen 20. Jahrhundert wurden Menschenrechte in Medizin und Forschung wenig beachtet und Menschenversuche kaum hinterfragt. Neue Mittel wurden häufig zuerst im Selbstversuch, dann an gesunden Probanden getestet und anschließend an Kranken angewandt. Wenn ein Mittel half, wurde es therapeutisch eingesetzt. Wenn nicht, galt sein Einsatz als Experiment. So ging Robert Koch 1890 mit dem Tuberkulinum vor, dessen Anwendung in einem heute fahrlässig anzusehenden, breiten Experiment für ihn kein juristisches Nachspiel hatte.

Zudem erprobte man neue Mittel an unterprivilegierten Personen, die man über Vorgehen und Risiken nicht informierte. Eine erste öffentliche Debatte dazu entzündete sich um 1892, als der Breslauer Dermatologe Albert Neisser teils minderjährige Prostituierte ohne ihr Wissen in einem Syphilis-Experiment infizierte. Die Folgen waren für ihn gering: Er erhielt eine Geldstrafe. 1900 erfolgte in Preußen eine Anweisung, dass solche Eingriffe nur nach Belehrung und Einwilligung der Probanden und nicht an Minderjährigen zulässig seien. Sie änderte aber wenig an der Praxis und führte auch nicht zu Selbstverpflichtungen der Ärzte.

Mit seiner experimentellen Behandlung der Schlafkrankheit 1906 machte sich Robert Koch ohne Konsequenzen juristisch und moralisch schuldig – sowohl in den Kolonialgebieten, wo viele Ärzte und Forscher keine ethischen Regeln einhielten, als auch bei der Behandlung des Laborangestellten Schmid. Dieser hatte sich im Institut für Infektionskrankheiten mit der Schlafkrankheit angesteckt. Von den Institutsärzten wurde Schmid mit Wissen von Robert Koch weder über seine Infektion noch über seine experimentelle Behandlung aufgeklärt.

Hohe Standards setzten erst 1931 neue Richtlinien für Menschenversuche, die jedoch mit der NS-Machtübernahme 1933 hinfällig wurden. Angesichts der grausamen Menschenversuche in der NS-Zeit wurde nach dem Zweiten Weltkrieg mit dem Nürnberger Kodex von 1947 eine ethische Richtlinie für Menschenversuche formuliert, die jedoch in den folgenden Jahrzehnten vielerorts kaum beachtet wurde. Die Gesetzgebung weltweit beeinflusste dagegen die 1964 verabschiedete Deklaration von Helsinki des Weltärztebundes. Sie besagt, dass Menschenversuche nur mit Einwilligung an Einwilligungsfähigen erfolgen darf, Forschungen durch unabhängige Ethikkommissionen genehmigt werden müssen und das Wohlergehen der Versuchspersonen stets vor den Interessen der Wissenschaft steht.

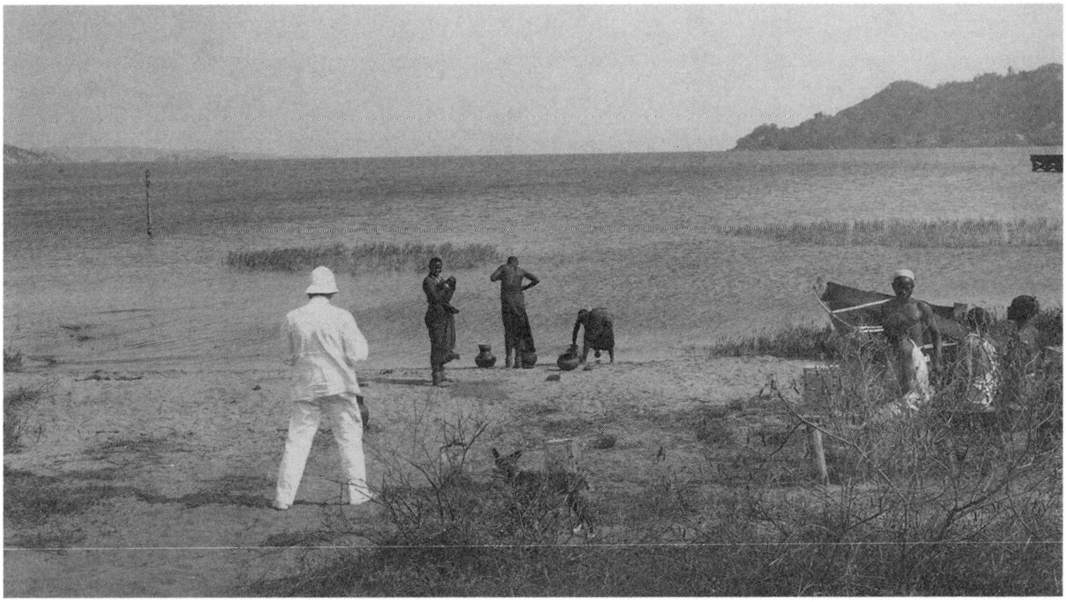

Robert Koch fotografiert 1906 eine Wasserstelle am Victoriasee. Die Erforschung der bevorzugten Umwelt der Tsetsefliegen diente dazu, eine effektive Prävention gegen die Schlafkrankheit zu entwickeln.

Sein wissenschaftlicher Weg war damit jedoch noch nicht zu Ende. Zusammen mit Hedwig startete Robert Koch im April 1906 noch einmal eine Expedition zur Erforschung der Schlafkrankheit, die ihn anderthalb Jahre nach Ostafrika führte. Die Reise finanzierte er teilweise selbst mit dem Preisgeld des Nobelpreises, Mittel kamen zudem vom Auswärtigen Amt beziehungsweise von der Kolonialabteilung. Gesundheitlich angeschlagen, stand er dem Unternehmen mit gemischten Gefühlen gegenüber.

»Ich würde mich auch sehr freuen, wenn ich Sie vor meiner Abreise noch einmal sehen könnte. Wer weiß, ob ich noch einmal zurückkomme. Anderthalb bis zwei Jahre sind in meinem Alter eine recht lange Zeit ...«, schrieb er im März 1906 an Carl Flügge in Breslau. Arnold Libbertz, der als »Volontair« an der Forschungsreise teilnehmen wollte, versicherte er hingegen: »Gefährlich ist diese Expedition nicht im geringsten. Abgesehen von den wissenschaftlichen Arbeiten, ist sie eher als eine Erholungs- und Erfrischungsreise anzusehen.«

Ganz so bequem kam es dann natürlich nicht. Nach einem Aufenthalt in Amani reiste die Gruppe in die von Deutschland besetzte Region am Victoriasee, wo Fälle von Schlafkrankheit gemeldet wurden – fälschlicherweise, wie sich herausstellen sollte. Auf Einladung von Henry Hesketh Bell zog die Forschungsgruppe schließlich auf eine der rund 40 Sese-Inseln im nördlichen Teil des Sees, der zum britischen Protektorat

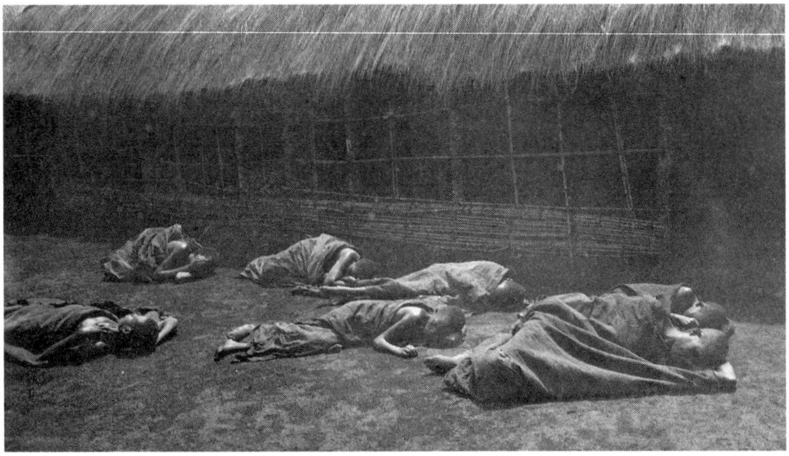

Schlafkranke 1906/07 in einem Sammellager bei Robert Kochs Forschungsstätte auf den Sese-Inseln. Vor der Entwicklung von Medikamenten gegen die Erkrankung führte die Infektion mit dem Erreger zum sicheren Tod.

gehörte. Allein dort waren innerhalb weniger Jahre 20 000 Menschen – zwei Drittel der Inselbevölkerung – an der Schlafkrankheit gestorben.

Der Forschungsauftrag war klar: Die Expedition war gesandt worden, um, wie Koch es formulierte, »die Krankheit einem sorgfältigen Studium zu unterziehen und, wenn möglich, die unserer Kolonie drohende Gefahr noch abzuwenden«. Um humanitäre Hilfe ging es der deutschen Regierung dabei nicht. Die Krankheit sollte aufgehalten werden, damit die Region möglicherweise von deutschen Kolonisten besiedelt werden konnten. Die einheimische Bevölkerung war nur wegen ihrer Arbeitskraft von Interesse – und wurde gnadenlos unterdrückt. Gerade in dem Zeitraum, in dem Robert Koch auf den Sese-Inseln arbeitete, wurde im Süden der deutschen Kolonialgebiete Ostafrikas der Maji-Maji-Aufstand grausam niedergeschlagen. Die Rebellion hatte sich an der Zwangsarbeit und den Steuern, die den Einheimischen auferlegt worden waren, entzündet. Mindestens 100 000 Menschen fanden dabei in den Jahren 1905 bis 1907 durch die deutschen Schutztruppen den Tod.

»Ich halte es für meine Pflicht, dahin zu gehen und dort zu arbeiten, wo ich der Wissenschaft am meisten nützen kann.«

ROBERT KOCH

Währenddessen erforschte Robert Koch mit seinem Team – Hedwig Koch und Arnold Libbertz waren wieder nach Deutschland abgereist – die Übertragungswege der Schlafkrankheit, mögliche Wirte der Trypanosomen (unter anderem Krokodile), die bevorzugte Umwelt der Fliegen und die Lebensgewohnheiten der Menschen. Als eine Möglichkeit der Prävention wurde etwa untersucht, ob man die Fliegen durch Abholzen der Uferbewaldung ausrotten könne. Im Gepäck hatte Robert Koch zudem ein arsenhaltiges Medikament, Atoxyl, das er ursprünglich im kleinen Umfang testen wollte. »Anfangs kamen wenige Leute zögernd an, die unsere Hülfe in Anspruch nahmen; aber bald fassten sie Vertrauen, und jetzt haben wir schon mehr Kranke, als wir bewältigen können ... Das verdanken wir ganz der Atoxylbehandlung ... Allem Anscheine nach sind die damit erzielten Erfolge ganz ausgezeichnet ... Wir haben ... nicht in einem einzigen Falle außer mäßigem Schmerz an der Injectionsstelle irgendwelche unangenehmen Nebenwirkungen des Atoxyls gesehen«, schrieb Robert Koch im September 1906 an Georg Gaffky – doch die Freude war verfrüht. Tatsächlich konnten mit dem Medikament nur rund ein Viertel der Patienten geheilt werden, die zu Hunderten in das für die Erkrankten eingerichtete Lager strömten. Das Mittel löste zudem erhebliche, auch schmerzhafte Nebenwirkungen bis zur Erblindung aus. Diese schweren Folgen traten wohl auch auf, weil Robert Koch das Mittel testweise entgegen bewährter Praxis dosierte. Später sollte er sein Vorgehen auch vor sich selbst rechtfertigen: »Wenn hier von Versuchen an Kranken die Rede ist, dann darf dabei nicht vergessen werden, daß dieselben an einer absolut tödlichen Krankheit litten und unrettbar verloren waren, wenn nicht ein Heilmittel gefunden wurde.«

> **»Die schönen Zeiten sind längst vorüber, als man die wenigen Bakteriologen noch an den Fingern abzählen und ein jeder von ihnen unbehelligt weite Gebiete durchforschen konnte.«**
>
> Robert Koch

Nach einem Jahr auf den Sese-Inseln war die Expedition für Robert Koch beendet. Er räumte seine Hütte und ließ seinen schwarzen Wachhund und zwei Graupapageien zurück, denen er zum Zeitvertreib einige Wörter beigebracht hatte. Auf keinen Fall würde er die zahllosen Sandflöhe vermissen, deren Stiche sich oft so entzündet hatten, dass er wochenlang nicht gehen konnte. Die Forschungsreise hatte ihn körperlich schwer belastet. Im Mai 1907 informierte er Georg Gaffky in einem Brief noch von Afrika aus, dass er seine private Bibliothek dem Institut für Infektionskrankheiten überlasse, »da ich nicht wissen kann, ob ich überhaupt noch wieder in die Heimath zurückkehre«.

Als Robert Koch im Oktober 1907 wieder in Deutschland ankam, ernannte ihn Kaiser Wilhelm II. zum Wirklichen Geheimen Rat mit dem Titel Exzellenz. Nach dem langen Aufenthalt in den Tropen hielt er jedoch das triste Klima in Deutschland nicht mehr aus, und die Kochs flohen regelrecht vor dem Berliner Winter an den Genfer See. Im März 1908 führte sie eine Privatreise in die USA, wo Robert nach vielen Jahren erstmals wieder seine vor Jahrzehnten ausgewanderten Brüder traf. Es muss merkwürdig für alle gewesen sein, sich nun als ältere Herren mit grauen Bärten gegenüberzustehen. Von San Francisco aus fuhren die Kochs mit dem Schiff weiter über Hawaii nach Japan, wo Shibasaburo Kitasato seinem ehemaligen Lehrer einen großen Empfang bereitete. Selbst der japani-

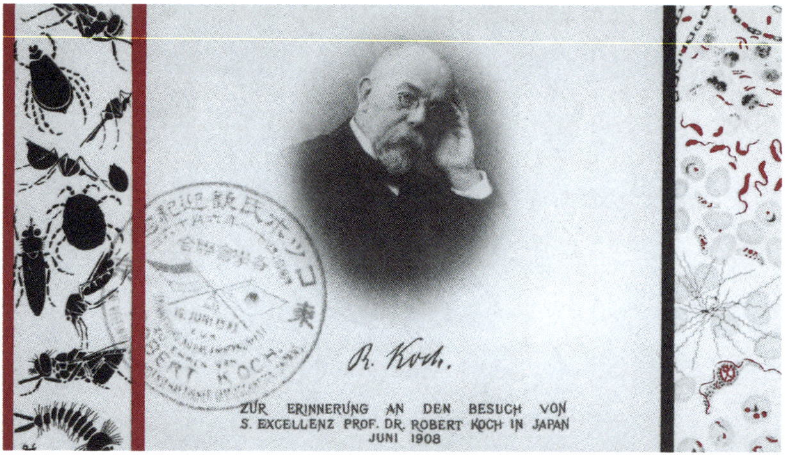
R. Koch.
ZUR ERINNERUNG AN DEN BESUCH VON
S. EXCELLENZ PROF. DR. ROBERT KOCH IN JAPAN
JUNI 1908

Sonderpostkarte zu Robert Kochs Japanbesuch von 1908. Robert Koch war von Japan begeistert und fand die Erwartungen, die er »auf dieses vielgerühmte Land gesetzt hatte, noch erheblich übertroffen«.

sche Kaiser gewährte Robert Koch, der in dem Inselstaat höchstes Ansehen genoss, eine Audienz.

Ab Oktober 1908 hielt sich Robert Koch wieder in Deutschland auf. Beruflich trat er kürzer, doch forschte er weiter über die Tuberkulose und nahm an Konferenzen teil. In der Nacht vom 9. auf den 10. April 1910 erlitt er einen schweren Herzanfall, von dem er sich kaum erholte. Während der darauffolgenden Rehabilitation in Baden-Baden starb er am 27. Mai 1910, wahrscheinlich an einem Herzinfarkt. Die Nachricht von seinem Tod verbreitete sich mit rasender Geschwindigkeit, und bald trafen aus aller Welt von Wissenschaftlern und Regierungen, Freunden und Bekannten Kondolenzen ein.

Wie es sich für einen echten Hygieniker gehörte, hatte Robert Koch die Einäscherung seiner Leiche verfügt. Die Urne wurde nach Berlin überführt und mehrere Monate auf dem Schreibtisch des Institutssekretärs aufbewahrt. Weniger »naturwissenschaftlich« im Umgang mit dem Tod als die Forscher am Institut, fand dieser es ziemlich bedrückend, den verstorbenen »Chef« auf diese Weise täglich vor Augen zu haben. Zu seiner Erleichterung wurde Robert Kochs Urne schließlich am 10. Dezember 1910 im kleinen Kreis in einem Mausoleum im Institut für Infektionskrankheiten bestattet, wo sie noch heute untergebracht ist. Am folgenden Tag, Robert Kochs Geburtstag, fand die Gedächtnisfeier statt.

> **»Ich stoße immer auf leidenschaftlichen Widerspruch und leider gerade bei solchen Leuten, welche von der Sache wenig oder nichts verstehen.«**
>
> ROBERT KOCH

Robert Koch hatte im Lauf seines Lebens sechs Orden, drei Ehrendoktorwürden und zwei Ehrenbürgerschaften verliehen bekommen. Zudem war er korrespondierendes oder Ehrenmitglied in 97 wissenschaftlichen Gesellschaften und Akademien und gewann neben dem Nobelpreis noch vier weitere wissenschaftliche Preise. Er hatte die medizinische Forschung so revolutioniert, dass man die Medizingeschichte durchaus in eine Ära vor Koch und eine Ära nach Koch einteilen könnte. Sein Nachlass ging als gemeinsames Eigentum an Gertrud Pfuhl und Hedwig Koch. Zusammen beschlossen diese, die wissenschaftlich relevanten Materialien aus dem Nachlass am Institut für Infektionskrankheiten zu belassen.

Hedwig Koch fuhr 1912 erneut nach Japan, wo Shibasaburo Kitasato in einer Gedächtnisfeier einen Shinto-Schrein für seinen Lehrer und Kollegen einweihen ließ. Bis zu ihrem Tod 1945 unternahm Hedwig noch viele Reisen nach Asien und vor allem Japan.

Emmy Koch lebte weiter im Clausthaler Haus am Kronenplatz, wo sie 1913 starb.

Das Tuberkulin blieb als Heilmittel umstritten, jedoch jahrzehntelang weiter im Gebrauch. 1907 erlebte es noch vor Robert Kochs Tod eine gewisse Ehrenrettung, als der Wiener Kinderarzt Clemens von Pirquet seinen Wert als Diagnostikum der Tuberkulose bewies. Noch heute wird mit dem Tuberkulintest bei Patienten geprüft, ob sie mit Tuberkulose infiziert sind oder waren.

»Ich wünsche, daß im Kriege gegen die kleinsten, aber gefährlichsten Feinde des Menschengeschlechts eine Nation die andere immer wieder überflügeln möge.«

Robert Koch

Robert und Hedwig Koch bei Shibasaburo Kitasatos Familie. Kochs ehemaliger Schüler (rechts von Koch, stehend) wurde 1924 für seine Verdienste in der bakteriologischen Forschung geadelt.

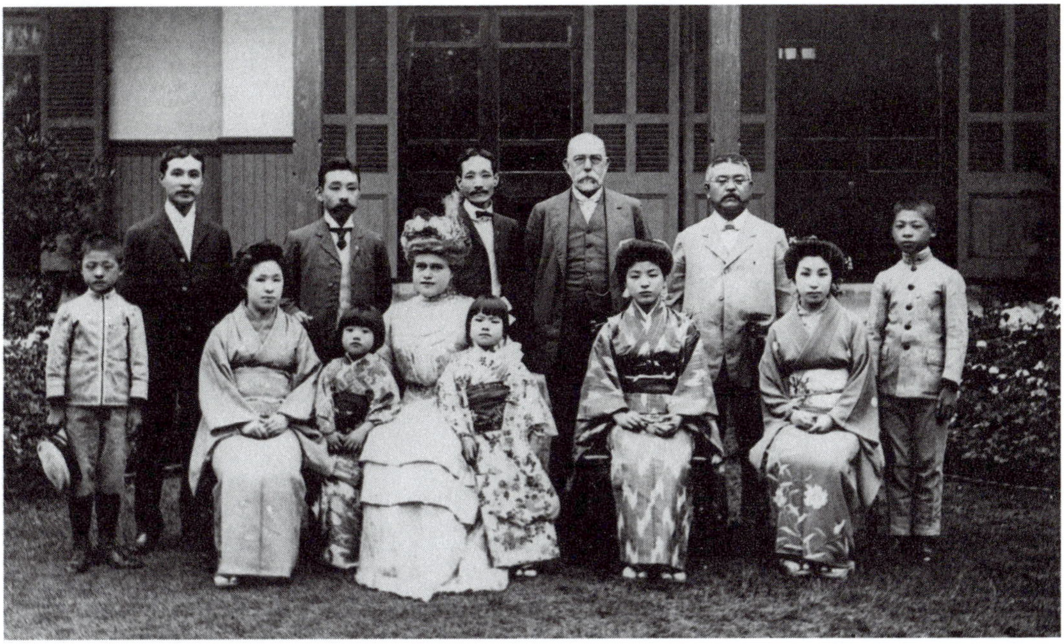

Zeittafel

1843 Heinrich Hermann Robert Koch wird am 11. Dezember als drittes von insgesamt 13 Kindern des Bergrats Hermann Koch und seiner Frau Mathilde, geborene Biewend, in Clausthal geboren.
Durch die enge Verbindung der Familie mit der Bergbauindustrie im Harz ist er schon früh mit den praktischen Anwendungen von Naturwissenschaften und technischen Neuerungen vertraut. Von seinem Onkel Eduard Biewend, einem Pionier der Daguerreotypie, lernt er mikroskopieren und fotografieren.

1862–1866 Robert Koch studiert Naturwissenschaften und Medizin in Göttingen, unter anderem bei Jakob Henle, einem Wegbereiter der Bakteriologie und Begründer der Histologie sowie der mikroskopischen Anatomie.

1865 Er gewinnt den Preis der Georg-August-Universität für seine Abhandlung »Über das Vorkommen von Ganglienzellen an den Nerven des Uterus«.

1866 Als Assistenzarzt im Allgemeinen Krankenhaus erlebt er die Cholera im Hamburg.

1866 Er erhält seine erste Festanstellung als Orts- und Anstaltsarzt in der Erziehungs- und Pflegeanstalt für geistig behinderte Kinder in Langenhagen bei Hannover.

1867 Robert Koch und Emilie »Emmy« Fraatz heiraten.

1868 Tochter Gertrud »Trudchen« kommt zur Welt.

1869 Nach Rückschlägen in Braetz bei Frankfurt/Oder und Niemegk in Brandenburg eröffnet er eine gutgehende Landarztpraxis in Rakoniewice in Westpolen, damals Rakwitz in der preußischen Provinz Posen.

1870/71 Robert Koch versorgt als Militärarzt im Deutsch-Französischen Krieg Verwundete in den Lazaretten.

1872 Er wird neben seiner Tätigkeit als Landarzt zum Kreisphysikus in Wolsztyn (damals Wollstein) in Westpolen ernannt. Das Tätigkeitsfeld entspricht etwa dem heutigen Aufgabenfeld eines Gesundheitsamtes.

Als Kreisphysikus beginnt er mit der Erforschung des Milzbrandes, der in der Umgebung häufig auftritt und immer wieder Todesopfer fordert. Dabei konzentriert er sich auf die Isolierung und den Lebenszyklus des Erregers.

1876	Robert Koch demonstriert im April/Mai an der Universität von Breslau vor dem Botaniker Ferdinand Cohn, dem Anatom und Pathologen Julius Cohnheim und anderen den Lebenszyklus des Milzbrand-Erregers. »Die Ätiologie der Milzbrandkrankheit, begründet auf die Entwicklung des Bacillus Anthracis«
1876/77	Er arbeitet an den Verbesserungen der Forschungsmethoden, unter anderem mit Versuchstieren, entwickelt ein Konservierungsverfahren und Färbetechniken für seine Präprate und erstellt erste Mikrofotografien von Bakterien.
1877	»Untersuchungen über Bacterien. VI. Verfahren zur Untersuchung, zum Conserviren und Photographiren der Bacterien«
1878	Mit neuen Mikroskopen von Carl Zeiss in Jena identifiziert er die Erreger der Wundinfektionskrankheiten. Er veröffentlicht sein erstes Buch: »Über die Ätiologie von Wundinfektionskrankheiten«.
1878	Umzug nach Breslau und Übernahme des gerichtlichen Physikats.
1880–1910	Koch ist ordentliches Mitglied des Kaiserlichen Gesundheitsamtes, das 1876 in Berlin als zentrale Institution mit einem Chemie- und einem Hygienelabor eingerichtet worden war. Er wird Leiter des pathologisch-anatomischen Laboratoriums. Die ersten Forschungen beschäftigen sich mit der Perfektionierung der experimentell-methodischen Techniken: Untersuchung von Bakterien im hängenden Tropfen, Deckglasausstriche, Färbeverfahren und Mikrofotografie. »Zur Untersuchung von pathogenen Organismen« »Versuche über die Verwertbarkeit heißer Wasserdämpfe zu Desinfektionszwecken«

ZEITTAFEL

1881/82	Er erforscht die Ursache der Tuberkulose unter drei Fragestellungen: Wird die Tuberkulose durch Bakterien ausgelöst? Wie erfolgt die Übertragung? Welche Erkrankungen sind eindeutig tuberkulös, weil sie vom selben Erreger verursacht werden? Es gelingt ihm, den Erreger *Mycobacterium tuberculosis* zu identifizieren.
1882	Robert Koch verkündet am 24. März am Berliner Institut für Physiologie die Entdeckung des Tuberkulose-Erregers. Er wird damit schlagartig weltbekannt. Sein berühmtester Vortrag erscheint 1882 (1884 ergänzt) unter dem Titel: »Die Ätiologie der Tuberkulose«.
1883/84	Auf einer Expedition nach Ägypten und Indien im Auftrag des Kaiserlichen Gesundheitsamtes erforscht er in internationaler Zusammenarbeit die Cholera. In Indien isoliert er erstmalig Cholera-Vibrionen in Reinkultur. Damit wird er im Deutschen Reich endgültig zum Wissenschaftsstar. »Über die Cholerabakterien«
1885–1891	Robert Koch wird zum Professor und »Geheimen Medizinialrath« ernannt und erhält den ersten Lehrstuhl für Hygiene an der Berliner Friedrich-Wilhelms-Universität.
1886	Erste Ausgabe der »Zeitschrift für Hygiene«. Die Herausgeber Robert Koch und Carl Flügge wollen mit den darin veröffentlichten Arbeiten von internationalen Forschern die »Förderung exacter wissenschaftlicher Arbeit auf dem ganzen Gebiet der Hygiene« unterstützen.
1890	Robert und Emmy Koch trennen sich, Robert Koch beginnt eine neue Beziehung mit der 17-jährigen Hedwig Freiberg.
1890	Im August kündigt er auf dem 10. Internationalen Medizinischen Kongress ein Heil- und Präventionsmittel für die Tuberkulose an und löst damit den »Tuberkulinsturm« aus. Das Tuberkulin versagt jedoch als Heilmittel.
1891–1904	Trotz der Tuberkulin-Katastrophe wird er zum Direktor des neu gegründeten Königlich Preußischen Instituts für Infektionskrankheiten ernannt. Dort kann er sich mit einem Team von Topwissenschaftlern vor allem der Forschung widmen.
1892	Im August leitet Robert Koch die Bekämpfung der Cholera-Epidemie in Hamburg. Seine Forschungsergebnisse bilden in der Folge die wissenschaftliche Basis für staatliche Verordnungen zur Wasserwirtschaft.

1893 »Über den augenblicklichen Stand der Choleradiagnose«
»Wasserfiltration und Cholera«

1893 Robert und Emmy Koch lassen sich scheiden, wenige Monate später heiraten Robert Koch und Hedwig Freiberg in Berlin.

1896–1897 Robert Koch entwickelt in der britischen Kapkolonie einen Impfstoff gegen die Rinderpest, die den afrikanischen Kontinent in eine Katastrophe stürzt. Fast der gesamte Viehbestand wird vernichtet, Millionen Menschen verhungern.

1897–1904 Forschungsexpeditionen führen nach Indien, Ostafrika, Italien, Indonesien, Neuguinea, Kroatien, Simbabwe. Verstärkt beschäftigt Robert Koch sich mit der Erforschung der Malaria, die damals auch in Europa auftritt.
»Reiseberichte über Rinderpest, Bubonenpest in Indien und Afrika, Tsetse- oder Surrakrankheit, Texasfieber, tropische Malaria, Schwarzwasserfieber«
»Die Bekämpfung der Malaria«

1901/02 Robert Koch entdeckt bei einer Typhus-Epidemie, welche Rolle gesunde »Bazillenträger« bei der Übertragung der Seuche spielen.
»Die Bekämpfung des Typhus«

1905/06 und 1908 Als freier Forscher unternimmt Koch Expeditionen nach Ostafrika, wo er vor allem die Schlafkrankheit erforscht. Seine Therapie-Experimente mit dem Medikament Atoxyl, das schwere Nebenwirkungen bis zum Tod hervorruft, widersprechen der medizinischen Ethik. Sie stehen heute im Zentrum der kritischen Diskussion um Robert Koch.
»Über die Trypanosomenkrankheiten«
»Über meine Schlafkrankheitsexpedition«

1905 Am 10. Dezember erhält Robert Koch den Nobelpreis für Medizin.

1910 Robert Koch stirbt am 27. Mai in Baden-Baden.

1912 Das Königlich Preußische Institut für Infektionskrankheiten erhält den Beinamen »Robert Koch«, Anlass ist der 30. Jahrestag der Entdeckung des Tuberkelbazillus. 1942 wird daraus der Name Robert Koch-Institut.

Die Autorin

Barbara Rusch studierte in ihrer Heimatstadt München Ethnologie, Kommunikationswissenschaften und Psychologie. Nach längeren Studienaufenthalten in Italien und Ostafrika arbeitet sie seit 1990 als freie Autorin und Übersetzerin sowie als technische Redakteurin. In Büchern, Zeitschriften, Lexika und Ausstellungskatalogen publiziert sie über Kultur- und Wissenschaftsgeschichte, Pädagogik und Psychologie sowie ferne (und nicht ganz so ferne) Länder.

Bildnachweis:

© Carl Zeiss Archiv, Jena: 69, 70, 72, 73, 76, 77
© Charité – Universitätsmedizin Berlin, Robert Koch-Museum, Institut für Mikrobiologie und Hygiene: Seite 1, 45, 52, 97, 104, 112, 113, 122, 124, 127, 129, 136, 137
© Robert Koch-Institut, Berlin: Seite 9, 12, 17, 18, 21, 22, 38, 51, 56, 59, 63, 64, 79, 80, 81, 86, 91, 99, 100, 103, 108, 111, 114, 115, 116, 119, 120, 123, 125, 126, 130, 131, 133, 134
© Oberharzer Bergwerksmuseum, Clausthal-Zellerfeld: Seite 10, 11, 15
© Picture alliance/dpa, Frankfurt: S. 49, 60, 67, 82, 90, 93
Umschlagvorderseite: Robert Koch: © Picture alliance dpa; Mikroskop: © Zsolt Horvath / AdobeStock; Einklinker im Kreis: © akg-images / Interfoto / Hermann Historica; Bakterien im Kreis ©Yanawut.S / Shutterstock
Umschlagrückseite: Robert Koch im Laboratorium, Holzstich: © akg-images

Textnachweis:

J. Schwalbe (Hg.): Robert Koch: Gesammelte Werke, Leipzig 1912; Bruno Heymann: Robert Koch, 1. Teil, 1843–1882, Leipzig 1932; Bernhard Möllers: Robert Koch. Persönlichkeit und Lebenswerk 1843–1910, Hannover 1950; Ragnhild Münch: Das Robert Koch-Institut. Geschichte im Überblick, 3. Auflage, Berlin 2008; Wolfgang U. Eckart: Medizin und Kolonialimperialismus in Deutschland 1884-1945, München 1997; Christoph Gradmann: Krankheit im Labor, Göttingen 2005; Philip Sarasin et al.: Bakteriologie und Moderne, Frankfurt/Main 2006; Helmut Radday (Hg.) … und geben unsere Auswanderung bekannt, Clausthal-Zellerfeld 2000; Robert Koch-Institut / Geschichte, www.rki.de